生物医学专业创新创业教育系列实验教材

生物医药
综合实验指导

主编　付加芳　曹广祥

中国科学技术出版社

·北 京·

图书在版编目 (CIP) 数据

生物医药综合实验指导 / 付加芳，曹广祥主编 . 北京 : 中国科学技术出版社，2025. 5. -- ISBN 978-7-5236-1293-4

Ⅰ. R318-33

中国国家版本馆 CIP 数据核字第 202573GR15 号

策划编辑	孙　超　焦健姿
责任编辑	韩　放
装帧设计	佳木水轩
责任印制	徐　飞

出　　版	中国科学技术出版社
发　　行	中国科学技术出版社有限公司
地　　址	北京市海淀区中关村南大街 16 号
邮　　编	100081
发行电话	010-62173865
传　　真	010-62179148
网　　址	http://www.cspbooks.com.cn

开　　本	710mm×1000mm　1/16
字　　数	227 千字
印　　张	13.75
版　　次	2025 年 5 月第 1 版
印　　次	2025 年 5 月第 1 次印刷
印　　刷	北京博海升彩色印刷有限公司
书　　号	ISBN 978-7-5236-1293-4/R·3444
定　　价	108.00 元

编著者名单

主　编　付加芳　山东第一医科大学（山东省医学科学院）

　　　　曹广祥　山东第一医科大学（山东省医学科学院）

副主编　张佩佩　山东第一医科大学（山东省医学科学院）

　　　　宗工理　山东第一医科大学（山东省医学科学院）

编　者　（以姓氏笔画为序）

　　　　王志宇　山东第一医科大学（山东省医学科学院）

　　　　古鹏飞　济南大学

　　　　史国普　济南大学

　　　　刘　凯　山东农业大学

　　　　刘　萌　山东建筑大学

　　　　李　骏　江西农业大学

　　　　汪城墙　山东农业大学

　　　　赵志龙　临沂大学

　　　　钟传青　山东建筑大学

　　　　高　娟　济南大学

内容提要

为提高大学生科研素养，山东第一医科大学、山东农业大学等6所高校的科研、教学人员编写了这部科研与教学多维度融合的实验教材。全书共三篇15章。上篇聚焦于细菌耐药性，以简明的文字、清晰的实验思路阐述了抗生素抗性基因的水平转移鉴定与分析、耐药细菌的基因组比对和分析、抗性基因的异源表达与功能分析、耐药细菌的抑制药物筛选及抗性蛋白的药物靶点分子模拟。中篇聚焦于微生物药物，先设计了如何筛选与鉴定微生物药物产生菌，然后介绍了通过何种策略来进行微生物药物克拉维酸、纳他霉素、安丝菌素及多黏菌素的发酵与检测。下篇聚焦于生物技术，介绍了如何应用大肠杆菌及天蓝色链霉菌的遗传操作体系来研究目的蛋白，以及如何通过分子生物学、基因工程技术、生物化学、酶学等技术分析目标产物。本教材内容全面，阐述系统，且注重多学科交叉应用，可作为生物医药、生物医学、微生物药物学、生物化学与分子生物学、生物技术、生物工程、病原生物学等学科实验教学用书。

前　言

　　本科生和研究生科研活动是培养其创新能力的重要途径之一，科研素养的培养已成为高等教育改革的一个重要趋势。学生参与科研活动可以增强他们对专业课程理解的深度，培养学生提出问题、解决问题的能力，提高科研能力和探索精神，为今后从事科学研究打下坚实的基础，同时陶冶学生的情感和人格，培养其合作与团队精神。

　　编者均具有丰富的一线教学和科研经验，多年承担微生物学、分子生物学、生物化学、酶工程、基因工程和发酵工程等实验的教学工作。编者结合近几年来实验教学的经验，指导大学生立项国家级、省级大学生创新创业训练计划项目的工作实践，指导学生参加中国国际"互联网＋"大学生创新创业大赛、全国大学生生命科学竞赛、全国大学生课外学术科技作品竞赛的工作实践，以及编者科研课题实践，着眼于多学科交叉，汇编成本书，旨在进一步提高本科生和研究生的科研素养。

　　《生物医药综合实验指导》覆盖微生物学、分子生物学、发酵工程、基因工程、酶工程、生物信息学等课程的实验项目，同时注重基础科学研究及应用科学研究的设置，是药学、生物医药、生物医学等专业创新创业教育系列实验教材。本书具有以下特点：①每一个实验方案都融汇了编者的科研经验，实验方案与科研工作紧密接轨，可供科学研究参考；②简洁实用，编者十分注重实验方案的易用性，强调实验方案的可操作性、流畅性和实验的成功率；③从科研的角度设计实验方案，注重实验方案的系统性、综合性、逻辑性，注重培养学生的科研素养和创新能力；④实验方案注重多学科交叉，将基因工程、微生物学、生物化学与分子生物学、发酵工程、生物信息学、药学等学科进行交叉融合。书中的实验方案经过编者多年的实验教学及科研试用已经比较成熟，适用于药学、生物医药、生物医学、生物技术、生物工程、病原生物学、微生物药物学、生物化学与分子生物学等多个学科的实验教学及人才培养。

编　者

目　录

细菌耐药性篇

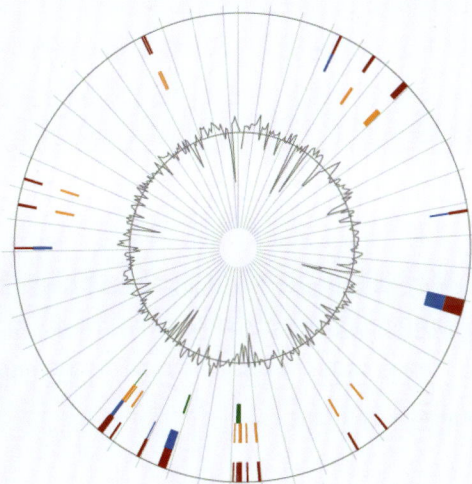

第1章 抗生素抗性基因的水平转移鉴定与分析

一、实验简介

多重抗生素耐药（multi-antibiotic resistant，MAR）细菌的流行率正在迅速增加。这些 MAR 细菌及其抗生素抗性基因已成为全球公共卫生系统的威胁，严重危害人类健康。目前研究表明，由多重抗生素耐药菌基因组中的整合性接合元件（integrative and conjugative element，ICE）介导的抗生素抗性基因的水平转移是最普遍的抗性基因水平转移方式。

本部分先通过生物信息学软件及相关数据库分析，鉴定抗生素多重耐药菌基因组中的抗生素 ICE，并通过接合转移实验、最低抑菌浓度（minimum inhibitory concentration，MIC）测定、PCR 实验检测抗生素 ICE 在两个不同菌株中的水平转移。通过基因组岛（genomic island，GEI）和 ICE 的分析，训练学生运用生物信息软件的技能，培养学生分析、归纳、演绎的能力；同时通过嗜麦芽寡养单胞菌 MER1 菌株中抗生素抗性 ICE 的鉴定，能举一反三，进而学会分析并鉴定出任何一个耐药菌基因组中的 ICE；通过检测介导的抗生素抗性基因在嗜麦芽寡养单胞菌 MER1 菌株和大肠杆菌 25DN 菌株中的水平转移实验训练，培养学生的独立实验、观察问题、分析问题和解决问题的能力，提高学生科研素养。实验参考流程见图 1-1。

二、MER1 菌株的抗生素 MIC 检测

（一）目的要求

1. 学习利用微量液体稀释法测定抗生素 MIC 的方法。

2. 掌握 MIC 测定技术的常规操作和注意事项。

3. 准确测定抗生素对 MER1 菌株的 MIC 值。

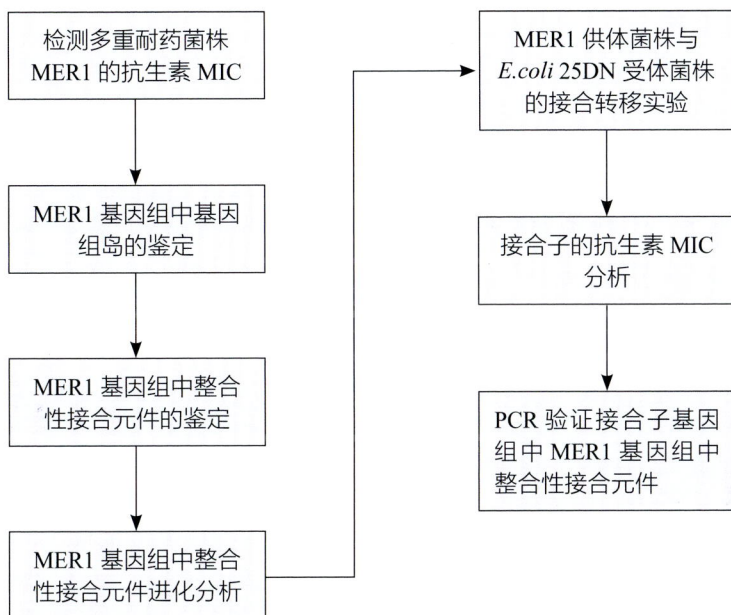

▲ 图 1-1　实验流程图

（二）实验原理

抗生素 MIC 是测量抗菌药物抗菌活性大小的一个指标，指在体外过夜培养后，能抑制病原菌生长的最低药物浓度。微量液体稀释法是测定抗生素 MIC 值的一种重要方法，该方法用 LB（luria-bertani）液体培养基将抗生素做不同浓度的稀释，然后接入待检菌，定量测定抗生素对被测菌的 MIC 值。

多重耐药菌是指对 3 类或 3 类以上抗生素同时耐药的细菌。本实验通过微量液体稀释法测定 MER1 菌株对 8 种不同种类抗生素的 MIC 值，分析 MER1 菌株是否为多重耐药菌。

（三）仪器与材料

1. 实验器材

高压蒸汽灭菌锅、分光光度计（或酶标仪）、试管、接种环、移液器、96 孔板、培养箱、三角烧瓶、内径 90mm 平皿等常用玻璃器皿。

2. 材料与试剂

头孢克肟、美罗培南、多黏菌素、卡那霉素、氟苯尼考、红霉素、环丙沙星、四环素、酵母提取物、胰蛋白胨、氯化钠、琼脂粉。

3. 试验菌株

嗜麦芽寡养单胞菌 MER1、大肠杆菌 ATCC25922。

(四) 操作步骤

1. 抗生素母液的制备

抗生素母液浓度及其溶剂见下表 1-1。表中所用试剂均需 0.22μm 无菌滤膜过滤除菌 (过滤膜应区分有机系和水系)。配制好的抗生素母液储存于 -20℃冰箱。

表 1-1　抗生素母液浓度及其溶剂

中文名称	英文名称	母液 (mg/ml)	溶　剂
头孢克肟	Cefixime	51.2	DMSO
美罗培南	Meropenem	25.6	CH_3OH
多黏菌素	Polymyxin	51.2	H_2O
卡那霉素	Kanamycin	51.2	H_2O
氟苯尼考	Florfenicol	51.2	DMF
红霉素	Erythromycin	51.2	CH_3OH
环丙沙星	Ciprofloxacin	51.2	H_2O
四环素	Tetracycline	25.6	H_2O

2. 培养基的制备

LB 液体培养基：酵母提取物 (yeast extract) 0.5%，胰蛋白胨 (tryptone) 1%，氯化钠 1%，121℃高压蒸汽灭菌 25min。

LA 固体培养基：酵母提取物 0.5%，胰蛋白胨 1%，氯化钠 1%，琼脂粉 2%，121℃高压蒸汽灭菌 25min。

3. 嗜麦芽寡养单胞菌 MER1 菌株的培养

(1) MER1 菌株的活化：将 MER1 菌株从 -80℃冰箱取出，划线接种于 LA 固体培养基平板上 (无菌操作)，28℃活化过夜培养 12~16h。

(2) MER1 菌株的二次活化：挑取单个菌落接种到 2ml 的 LB 液体培养基中 (无菌操作)，28℃，每分钟 200 转，培养 4~6h。

(3) MER1 菌株的三次活化：将二次活化 MER1 菌株接种到 10ml 的 LB 液体培养基中（无菌操作），28℃，每分钟 200 转，培养至 OD 值为 0.6～0.8。

4. MER1 菌株的抗生素 MIC 测定

(1) MER1 菌悬液的制备：用 0.85% 灭菌生理盐水将活化的处于对数生长期的 MER1 菌株稀释 100 倍（无菌操作），稀释后每毫升菌液中含菌（1～2）× 10^6 CFU/ml。

(2) 稀释抗生素：无菌操作条件下将抗生素母液浓度稀释至 512μg/ml，备用。

(3) 加 LB 液体培养基：取无菌 96 孔板，在生物安全柜中向 96 孔板的每一个孔里都加入 100μl 的 LB 液体培养基。

(4) 二倍法稀释抗生素：在生物安全柜中向 96 孔板的第一排第一孔中加入 100μl 稀释好的抗生素 A(浓度为 512μg/ml)，充分混匀，吸取 100μl 加入第二孔，以此类推，从第二孔吸取 100μl 加入第三孔，直至第八孔，吸取最后一孔中的 100μl 弃去。此时，每孔抗生素 A 的浓度从左至右依次为 256μg/ml、128μg/ml、64μg/ml、32μg/ml、16μg/ml、8μg/ml、4μg/ml、2μg/ml。

(5) 加 MER1 菌液：无菌操作，向每孔中分别加入 100μl 稀释好的 MER1 菌液，此时药物终浓度从左至右分别是 128μg/ml、64μg/ml、32μg/ml、16μg/ml、8μg/ml、4μg/ml、2μg/ml、1μg/ml。

(6) 设置阳性、阴性对照：在同一个 96 孔板的 G 排做一排阴性对照（仅加入抗生素和 LB 液体培养基，不加 MER1 菌液），在 H 排做一排阳性对照（仅加入 LB 液体培养基和 MER1 菌液，不加抗生素）。

(7) 过夜培养：将 96 孔板放入 28℃摇床，过夜培养 16～20h。

(8) 结果判断：测定 OD_{600} 处的吸光度。与阳性对照相比，完全抑制细菌生长的最低抗生素浓度作为该抗生素的 MIC 值。

注：以大肠杆菌 ATCC25922 标准菌株作为质控菌株，药敏判断标准参照 CLSI 指南（CLSI，2017）。

（五）注意事项

1. 每次实验时采用大肠杆菌 ATCC25922 标准菌株在相同实验条件下进行测定。

2. 二倍稀释法稀释抗生素时，要注意混匀和更换枪头。

3. 用移液器吸取药液时，不能有气泡，枪头要伸进液体里面，而且要慢。

4. 测定 OD_{600} 处的吸光度时，要注意混匀后再测定。

（六）问题分析与思考

1. 如何进行抗生素的二倍稀释？

2. 如何判定一株细菌为多重耐药菌？

三、MER1 基因组中基因组岛的鉴定

（一）目的要求

1. 学习并掌握鉴定 GEI 的方法。

2. 准确分析 MER1 菌株基因组中的抗生素抗性 GEI。

（二）实验原理

GEI 是指存在于细菌染色体上相对独立的、比较大的 DNA 片段，通常为 10～200kb。有些 GEI 是可移动的，是基因水平转移的产物，可以在不同细菌间进行水平基因转移；有些 GEI 不可移动；有些 GEI 不再进行移动。GEI 通常携带一些编码代谢、抗生素耐药、毒力因子和适应性等相关功能的基因，可给宿主提供选择优势。

GEI 有下列一些基本特征：GEI 两端具有重复序列；GEI 中具有转座元件；GEI 中 GC 含量不同于基因组平均 GC 含量；GEI 可存在于某一种菌株，而在另一种类似的菌株中不存在。GEI 的这些特性有助于预测未知的 GEI，也有助于区分 GEI 和内源性基因突变。根据功能不同，可将 GEI 分为致病性 GEI、耐药性 GEI、代谢 GEI、适应性 GEI、生态 GEI、共生性 GEI 和腐生性 GEI。

嗜麦芽寡养单胞菌 MER1 菌株为多重耐药菌，表现为对多种抗生素耐药。本研究分析先通过 NCBI 调取 MER1 菌株基因组数据，再通过 IslandViewer 4 在线数据库分析预测 MER1 基因组中的 GEI，找出潜在的抗生素抗性 GEI。

（三）仪器与材料

1. 电脑

预装 Windows 操纵子系统，连接网络。

2. 试验菌株基因组

嗜麦芽寡养单胞菌 MER1 基因组。

3. 数据分析软件

数据分析软件如下表 1-2 所示。

表 1-2　数据分析软件

软件名	软件网址	功　能
RAST	https://rast.nmpdr.org	全基因组注释
IslandViewer 4	https://www.pathogenomics.sfu.ca/islandviewer/	预测基因岛
VFDB	http://www.mgc.ac.cn/VFs/main.htm	细菌毒力因子数据库
CARD	https://card.mcmaster.ca	抗性基因数据库
BLAST	https://blast.ncbi.nlm.nih.gov/Blast.cgi	序列对比

（四）分析步骤

1. 获取 MER1 基因组序列

登录 NCBI（https://www.ncbi.nlm.nih.gov/），通过检索 *Stenotrophomonas maltophilia* MER1 或 GenBank 登录号（CP049368）获取 GENBANK 格式的 MER1 基因组序列文件。

2. MER1 全基因组序列分析

通过 RAST 数据库对 MER1 全基因组序列进行注释，注释结果用于后续基因组岛的功能分析。

3. 分析 MER1 基因组中潜在的 GEI

IslandViewer 4（https://www.pathogenomics.sfu.ca/islandviewer/）是在线的 GEI 分析数据库，用于预测和可视化细菌基因组中的 GEI。将 GENBANK 格式的 MER1 基因组序列文件上传至 IslandViewer 4 数据库，IslandViewer 4 基于序列组合的方法 SIGI-HMM 和 IslandPath-DIMOB，以及比较基因组学方法 IslandPick 对 MER1 基因组进行分析预测。运行后，将获得 GEI 的位置、序列信息及 MER1 基因组岛圈图（图 1-2）。

4. GEI 中基因的注释

根据预测出的 GEI 碱基序列和位置，通过在线软件 CARD 数据库、PATRIC 和 RAST 注释结果分析 GEI 中的抗性基因。判断所预测的 GEI 功能，鉴定出潜在的抗生素 GEI。

（五）注意事项

1. IslandViewer 4 数据库中需上传 GENBANK 格式的序列文件。

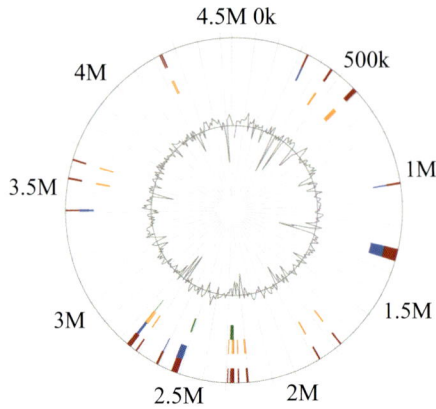

▲ 图 1-2　MER1 基因组岛的预测结果

2. 选 SIGI-HMM、IslandPath-DIMOB、IslandPick 三种算法同时预测出的基因组岛进行分析。

（六）问题分析与思考

1. 如何确定一个 GEI 是抗生素抗性基因组岛？

2. 如何分析 GEI 内的整合子？

四、MER1 基因组中抗生素整合性接合元件的鉴定

（一）目的要求

1. 学习并掌握鉴定基因组中 ICE 的方法。

2. 准确分析 MER1 菌株基因组中的 ICE。

（二）实验原理

ICE 是在细菌染色体上发现的，是一大类可移动的、可进行水平转移的基因元件。ICE 通过接合转移的方式介导细菌间的基因水平转移，它具有吸收、传播抗生素抗性基因、毒力致病基因等多种特性基因进入其他细菌的功能。ICE 是基因组岛（GEI）的一个子集，ICE 与 GEI 关系如图 1-3 所示。

ICE 是 GEI 的一种类型，此外，GEI 还包含接合性质粒、不能复制但能水平转移的元件、前噬菌体等类型。ICE 与 GEI 有一些共同的特征：①两者都是较大片段的 DNA，可通过水平转移的方式获得；②两个末端含有反向重复序列 *attL* 和 *attR*；③GC 含量不同于染色体上的 GC 含量；④可特异性整合插入到基因组某些特定位点，比如插入 tRNA、tmRNA、*guaA* 基因的 3' 端；⑤具有编码

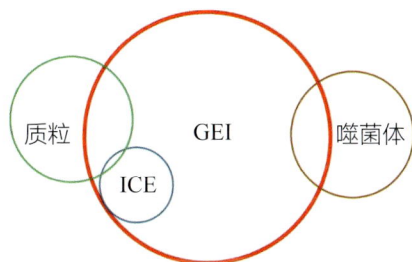

▲ 图 1-3　GEI 的不同类型

整合酶、四型分泌系统等接合转移有关的基因；⑥含有插入序列或转座子结构。ICE 介导的基因在不同细菌间的水平转移有利于细菌适应特定环境的条件，但携带抗生素抗性基因的 ICE 的水平转移加速了抗生素抗性基因在同种及不同种属之间的传播，使得细菌耐药及多重耐药问题日益严峻。

IslandViewer 4 在线数据库分析表明 MER1 基因组中存在抗生素抗性 GEI，为了进一步确定该抗生素抗性 GEI 是否具有水平转移能力，本研究通过 ICEberg 分析 MER1 基因组中的抗生素整合性接合元件。

ICEberg（http://db-mml.sjtu.edu.cn/ICEberg/）是一个在线分析数据库，可对接合转移起始位点 oriT、整合酶、Ⅳ型分泌系统（type Ⅳ secretionsystem，T4SS）、Ⅳ型伴侣蛋白（type Ⅳ coupling protein，T4CP）、松弛酶及其相应同源基因进行相似性搜索，可预测细菌基因组序列中的 ICE。

（三）仪器与材料

1. 电脑

预装 Windows 操作系统，连接网络。

2. 试验菌株基因组

嗜麦芽寡养单胞菌 MER1 基因组。

3. 数据分析软件

ICEberg 2.0（http://db-mml.sjtu.edu.cn/ICEberg/）。

（四）分析步骤

1. 获取 MER1 基因组序列

登录 NCBI（https://www.ncbi.nlm.nih.gov/），通过检索 *Stenotrophomonas maltophilia* MER1 或 GenBank 登录号（CP049368），获取包含一个核苷酸序列和注释的 GENBANK 格式的 MER1 基因组序列文件，或者获取 FASTA 格式的

MER1 基因组核苷酸序列文件。

2. 登录 ICEberg 2.0 并上传数据

登录 ICEberg 2.0（http://db-mml.sjtu.edu.cn/ICEberg/），点击 ICEfinder（https://bioinfo-mml.sjtu.edu.cn/ICEfinder/ICEfinder.html），并上传 GENBANK 格式，或者 FASTA 格式的 MER1 基因组序列文件。上传 MER1 基因组数据后，点击"Run"运行。

3. 数据库的比对分析

运行结果与 ICEberg 数据库数据进行比对。

ICEfinder 运行 MER1 基因组序列后，显示 ICE 在基因组位置为 2700422～2767000，GC 含量为 63.05%，两端反向重复序列 *attL/attR*：GCGTCTGCAACTGCT。

（五）问题分析与思考

1. ICE 与 GEI 的区别？

2. 分析基因组中的 ICE 有什么生物学意义？

3. 原核生物基因水平转移的主要方式有哪些？

五、MER1 基因组中整合性接合元件的进化分析

（一）目的要求

1. 学习并掌握分析 ICE 进化的方法。

2. 准确分析 MER1 菌株基因组中抗生素 ICE 的进化关系。

（二）实验原理

整合性接合元件（ICE）是细菌染色体上的一大类可进行水平转移的基因元件。ICE 介导基因在不同细菌间水平转移，它具有吸收、传播抗生素抗性基因进入其他细菌的功能。前期通过 IslandViewer 4 和 ICEfinder 鉴定出 MER1 基因组中存在一个抗生素抗性 ICE（即 ICE*Sma*M1），ICE*Sma*M1（Fa J，et al，2024）可能来源于哪些细菌？本研究将进一步分析 ICE*Sma*M1 的进化关系。

国家生物技术信息中心（National Center for Biotechnology Information，NCBI）中的局部序列排比检索基本工具（Basic Local Alignmentsearch Tool，BLAST）可将给定的核苷酸序列与 DNA 数据库中的序列进行比对。BioXM v2.7 是一款常规分析 DNA 序列的软件，可用于基因开放阅读框（open reading frame，ORF）查找、序列格式化、翻译（碱基序列转换为氨基酸序列）、引物辅助设计、限制性内切酶酶切位点分析、两个 DNA 序列 Blast 比较等。本研究通过 BLAST 在线搜索比对工具及 BioXM v2.7 DNA 序列分析软件分析 ICE*Sma*M1

与其他菌株的进化关系。

（三）仪器与材料

1. 电脑

预装 Windows 操纵子系统，连接网络。

2. 试验菌株基因组

嗜麦芽寡养单胞菌 MER1 基因组。

3. 数据分析工具

BLAST 在线搜索比对工具（https://blast.ncbi.nlm.nih.gov/Blast.cgi）、BioXM v2.7（http://202.195.246.60/BioXM/）。

（四）分析步骤

1. 准确获取 ICESmaM1 的全部碱基序列

在 MER1 全基因组序列中准确获取抗生素抗性整合性接合元件 ICESmaM1 的全部碱基序列（2 700 422 bp—2 767 000bp，66 579bp）。

2. BLAST 比对

将 ICESmaM1 的全部碱基序列作为 Querysequence 放入 BLAST 检索框，可设置将该序列与数据库中全部生物体的基因组进行比对，也可排除（exclude）Stenotrophomonas maltophilia 的基因组序列进行比对。

3. BioXM v2.7 序列比对分析

通过 BioXM v2.7 软件，对 BLAST 比对结果做进一步分析，以确定 2 条序列的一致度和相似度。

4. 结果展示

MER1 基因组中抗生素抗性 ICESmaM1 与其他菌株的进化关系如图 1-4 所示。

（五）问题分析与思考

1. 思考如何分析 ICESmaM1 中抗生素抗性基因的进化树？

2. 思考如何根据氨基酸序列，分析并绘制 ICESmaM1 中耐药蛋白的进化树？

3. ICESmaM1 中水平转移元件主要来源于哪些菌株？

六、抗性基因的接合转移实验

（一）目的要求

1. 了解在自然条件下细菌抗生素抗性基因水平转移的方式。

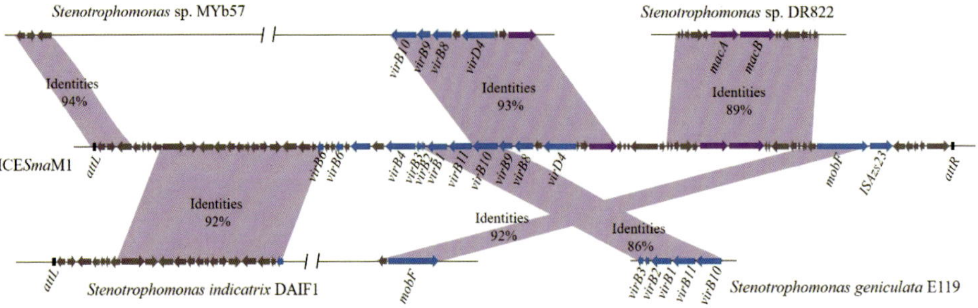

▲ 图 1-4　ICE*Sma*M1 进化关系图

2. 掌握细菌整合性接合元件 ICE 水平转移的原理。

3. 掌握接合转移实验的流程。

（二）实验原理

接合转移是细菌遗传重组的主要方式之一，可以由质粒或整合性接合元件 ICE 介导。接合转移是指供体菌株和受体菌株之间直接接触，质粒 DNA 或 ICE 从供体菌株向受体菌株转移的过程。ICE 可以从一个供体菌株（基因组中含有 ICE）水平转移到另外一个受体菌株中，ICE 水平转移原理如图 1-5 所示（Johnson CM and Grossman AD，2015）。整合在宿主染色体中的 ICE，由于受到抑制或缺乏激活，大多数 ICE 基因不表达。ICE 基因被诱导表达后，ICE 从宿主染色体上切除，形成双链的环状质粒 DNA。ICE 表达的部分蛋白质可以组装成交配孔，跨越供体细胞包膜的圆柱体样结构。ICE 编码的松弛酶（relaxase）将双链 ICE 中的一条链形成切口，并以共价的方式附着在切口 DNA 的 5' 端，形成转移 DNA（T-DNA）。如果有合适的受体，接合机制将 T-DNA 运送到受体细胞中。在受体细胞中，松弛酶连接 DNA 的 5' 端和 3' 端形成一个共价封闭的环状的单链 DNA。互补 DNA 链被合成以产生一个环状的双链 DNA。在供体中，T-DNA 的互补链可能作为滚环复制的模板，产生一个双链的环状 DNA，然后可以重新整合到宿主染色体中。如果没有这种合成和重新整合，ICE 就会从被切除的细胞中丢失。最后，在供体和受体菌株中环状的双链 ICE 都整合到染色体中。

嗜麦芽寡养单胞菌（*Stenotrophomonas maltophilia*）MER1 菌株基因组中存在一个抗生素抗性 ICE（即 ICE*Sma*M1），本次实验通过接合转移实验验证 ICE*Sma*M1 是否可以水平转移到另外一个菌株中。实验采用嗜麦芽寡养单胞菌 MER1 菌株作为供体菌株，大肠杆菌 25DN 菌株作为受体菌株，将接合转移后的

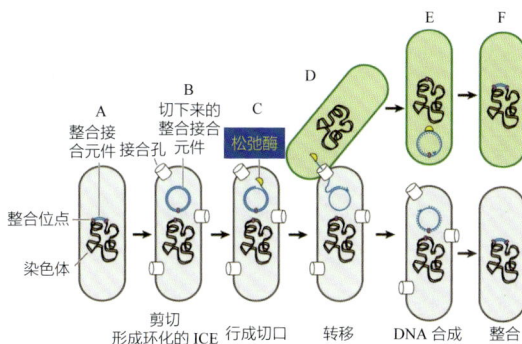

▲ 图1-5 ICE 水平转移原理模型图（**Johnson CM and Grossman AD，2015**）
灰色细菌表示携带 ICE 的供体菌株，绿色细菌表示获得 ICE 的受体菌株，蓝色表示 ICE

全部细胞经过适当稀释，涂布在含红霉素和叠氮化钠的平板培养基上培养，只有接合子才能存活，而供体细胞和未接受 ICE*Sma*M1 的受体细胞则因无抵抗红霉素和叠氮化钠的能力而死亡。

（三）仪器与材料

1.实验器材

高压蒸汽灭菌锅、超净工作台、试管、接种环、移液器、培养箱、三角烧瓶、离心机、EP 管、玻璃棒、内径90mm 平皿等常用玻璃器皿。

2.材料与试剂

红霉素、酵母提取物、胰蛋白胨、氯化钠、琼脂粉、DDN、X-Gluc。

3.试验菌株

供体菌株：嗜麦芽寡养单胞菌 MER1。

受体菌株：大肠杆菌 25DN。

（四）操作步骤

1.划线分离获得 MER1 和 25DN 菌株的单菌落

将 MER1 菌株划线接种在含有 64mg/L 氨苄西林的 LA 固体培养基，倒置 LA 固体培养基平板，28℃过夜培养，长出单菌落。

将 25DN 菌株划线接种在含有 3.4mmol/L DDN 的 LA 固体培养基，倒置 LA 固体培养基平板，37℃过夜培养，长出单菌落。

2.液体培养

挑取 MER1 单菌落放入 2ml 含有 64mg/L 红霉素的 LB 液体培养基，每分钟

220 转，28℃过夜培养。

挑取 25DN 单菌落放入 2ml 含有 3.4mmol/L DDN 的 LB 液体培养基，每分钟 220 转，37℃过夜培养。

3. 转接扩大培养

将 MER1 过夜培养液转接至 5ml 含有 64mg/L 红霉素的 LB 液体培养基（接种量约 5%），每分钟 220 转，28℃培养至 $OD_{600}=0.8$ 为宜。

将 25DN 过夜培养液转接至 5ml 含有 3.4mmol/L DDN 的 LB 液体培养基（接种量约 5%），每分钟 220 转，37℃培养至 $OD_{600}=0.6$ 为宜。

4. 离心并清洗

每分钟 6000 转，离心 2min，弃上清液，分别离心收集处于对数生长期的 MER1 和 25DN。

用 2ml 的 LB 液体培养基重悬菌体沉淀，每分钟 6000 转，离心 2min，弃上清液；重复清洗 2 次，清洗 LB 中残留抗生素和 DDN。

5. 混合培养

分别用 1ml 的 LB 液体培养基重悬 MER1 和 25DN，充分重悬后混匀 MER1 和 25DN，每分钟 220 转，37℃培养 3h。

6. 制备筛选平板

制作 LA 固体平板，含 16mg/L 红霉素、3.4mmol/L 的 DDN 及 100mg/L 的 X-Gluc。

7. 涂板

将 100μl 混合培养后的菌液均匀涂布在筛选平板上，晾至液体被吸收。

8. 倒置培养

倒置涂布后的筛选平板，放入 37℃培养 24～48h，长出菌落。X-Gluc 可与大肠杆菌中的 β- 葡萄糖苷酶发生显色反应。蓝色菌落为接合子如图 1-6 所示。

9. 挑接合子单菌落

用白色枪头挑取蓝色单菌落到 2ml 已经加入红霉素和 DDN 的 LB 试管中，37℃摇床，每分钟 220 转，过夜培养。

10. 菌种保存

离心收集过夜培养的接合子菌液于 EP 管，按照体积比 1∶1 加入 600μl 40% 的甘油，轻轻混匀，标记日期、接合子名字、组别等信息。放到 -80℃的冰箱保存。

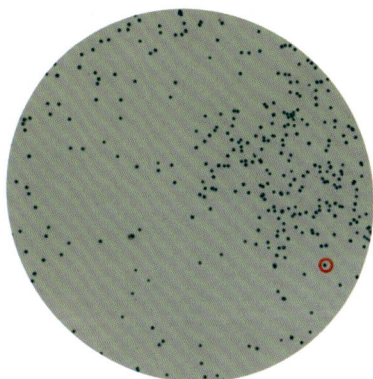

▲ 图 1-6 接合子平板蓝色菌落图

（五）注意事项

1. 注意无菌操作，避免染菌。

2. 混合培养后涂板时要涂布均匀。

3. 细菌的生长状态会影响接合转移频率，在做接合转移实验时需确保供体菌和受体菌处于最佳生长状态。

4. 注意避免细菌过度生长或过度稀释，以免影响接合转移频率。

（六）问题分析与思考

1. 你认为本次实验方法适合哪些方面的研究工作。

2. 转化与接合转移的异同点？

七、接合子的抗生素 MIC 分析

（一）目的要求

1. 掌握 MIC 测定技术的常规操作和注意事项。

2. 准确测定抗生素对接合子的 MIC 值。

（二）实验原理

MER1 菌株基因组中含有抗生素耐药性的 ICE*Sma*M1，ICE*Sma*M1 具有水平转移能力，本研究检测 MER1 菌株与 25DN 菌株共培养后长出的接合子是否获得了耐药性。

（三）仪器与材料

1. 实验器材

高压蒸汽灭菌锅、分光光度计（或酶标仪）、试管、接种环、移液器、96 孔板、培养箱、三角烧瓶、内径 90mm 平皿等常用玻璃器皿。

2. 材料与试剂

头孢克肟、美罗培南、红霉素、多黏菌素、卡那霉素、氟苯尼考、环丙沙星、四环素、酵母提取物、胰蛋白胨、氯化钠、琼脂粉。

3. 试验菌株

接合子菌株、大肠杆菌 ATCC25922。

（四）操作步骤

1. 抗生素母液的制备

抗生素母液浓度及其溶剂见表 1–1 所示。

2. 培养基的制备

接合子在 LB 液体培养基中生长良好。在测试抗生素对接合子菌株的 MIC 值时采用 LB 液体培养基。

LB 液体培养基：酵母提取物（yeast extract）0.5%，胰蛋白胨（tryptone）1%，氯化钠 1%，121℃高压蒸汽灭菌 25min。

LA 固体培养基：酵母提取物 0.5%，胰蛋白胨 1%，氯化钠 1%，琼脂粉 2%，121℃高压蒸汽灭菌 25min。

3. 接合子菌株的培养

(1) 接合子的活化：将标记好的接合子菌株从 –80℃冰箱取出，划线接种于 LA 固体培养基平板上（无菌操作），28℃活化过夜培养 12~16h。

(2) 接合子菌株的二次活化：挑取单个菌落接种到 2ml 的 LB 液体培养基中（无菌操作），28℃，每分钟 200 转，培养 4~6h。

(3) 接合子的三次活化：将二次活化接合子接种到 10ml 的 LB 液体培养基中（无菌操作），28℃，每分钟 200 转，培养至 OD 值为 0.6~0.8。

4. 接合子的抗生素 MIC 测定

(1) 接合子菌悬液的制备：用 0.85% 灭菌生理盐水将活化的处于对数生长期的接合子稀释 100 倍（无菌操作），稀释后每毫升菌液中含菌（1~2）×10^6。

(2) 稀释抗生素：将抗生素母液浓度稀释至 512μg/ml（无菌操作），备用。

(3) 加 LB：取无菌 96 孔板，在生物安全柜中向 96 孔板的每一个孔里都加入 100μl 的 LB 液体培养基。

(4) 二倍法稀释抗生素：在生物安全柜中向 96 孔板的第一排第一孔加入 100μl 稀释好的抗生素 A(浓度为 512μg/ml)，充分混匀，吸取 100μl 加入第二孔，以此类推，从第二孔吸取 100μl 加入第三孔，直至第八孔，吸取最后一孔中的 100μl 弃去。此时，每孔抗生素 A 的浓度从左至右依次为 256μg/ml、128μg/ml、64μg/ml、32μg/ml、16μg/ml、8μg/ml、4μg/ml、2μg/ml。

(5) 加接合子菌液：无菌操作，向每孔中分别加入 100μl 稀释好的菌液，此时药物终浓度从左至右分别是 128μg/ml、64μg/ml、32μg/ml、16μg/ml、8μg/ml、4μg/ml、2μg/ml、1μg/ml。

(6) 设置阳性、阴性对照：在同一 96 孔板的 G 排做一排阴性对照（仅加入抗生素和 LB 液体培养基，不加菌液），在 H 排做阳性对照（仅加入 LB 液体培养基和菌液，不加抗生素）。

(7) 过夜培养：将 96 孔板放入 28℃摇床过夜培养 16～20h。

(8) 结果判断：测定 OD_{600} 处的吸光度。与阳性对照相比，在小孔内完全抑制细菌生长的最低抗生素浓度作为该抗生素的 MIC 值。

注：以大肠杆菌 ATCC25922 标准菌株作为质控菌株，药敏判断标准参照 CLSI、EUCAST 指南。

（五）注意事项

1. 每次实验时应用大肠杆菌 ATCC25922 标准菌株在相同实验条件下进行测定。

2. 二倍稀释法稀释抗生素时，要注意混匀和更换枪头。

3. 用移液器吸取药液时，不能有气泡，枪头要伸进液体里面，而且要慢。

4. 测定 OD_{600} 处的吸光度时，要注意混匀后再测定。

（六）问题分析与思考

1. 根据结果分析接合子获得了哪些抗生素耐药性？

2. 如何判定 ICESmaM1 从 MER1 菌株转移到接合子？

八、利用 PCR 技术检测接合元件

（一）目的要求

1. 学习利用 PCR 技术扩增 DNA 片段的基本原理。

2. 掌握 PCR 技术的常规操作和注意事项。

3. 运用 PCR 技术从不同模板中扩增 ICESmaM1 的部分片段。

（二）实验原理

PCR 技术可在体外大量扩增特定的 DNA 片段，在有效的循环数里，可以实

现目的 DNA 片段的指数级扩增。PCR 扩增是由变性、退火（复性）、延伸 3 个步骤反复循环实现的。PCR 反应体系包括 1 对引物、底物 dNTP、Mg^{2+}、模板、DNA 聚合酶、反应缓冲液。

本研究通过 PCR 技术扩增 MER1 菌株、接合子、25DN 菌株基因组中的 ICE*Sma*M1 部分片段，以检测接合子基因组中是否获得了来自 MER1 菌株的 ICE*Sma*M1。

（三）仪器与材料

1. 实验仪器

电泳仪电源、电泳槽、EB 染色槽、凝胶成像系统、PCR 仪、恒温水浴锅、电子天平、微波炉、20～200μl 移液枪、1～10μl 移液枪等。

2. 材料与试剂

(1) 耗材：离心管（0.5ml，高压灭菌）、枪头（200μl）、PE 手套。

(2) 试剂：dNTP、Taq 酶、超纯水、MER1 菌株基因组 DNA、接合子基因组 DNA、大肠杆菌 ATCC25922 基因组 DNA、引物（上游引物，下游引物，10mmol/L）、琼脂糖、TBE 缓冲液、5K DNAmarker。

（四）操作步骤

1. ICE*Sma*M1 部分片段的 PCR 扩增

(1) 在 PCR 管中依次加入各种 PCR 组分：23μl ddH2O，2μl 基因组 DNA，5μl 10×PCR 缓冲液，4μl dNTP，5μl 上游引物，5μl 下游引物。

(2) 反应物混合完全后置于 PCR 仪中，设定如下 PCR 程序：预变性 94℃，4min；变性 94℃，1min；退火 60℃，1min；延伸 72℃，5min；变性－延伸 30 循环；终延伸 72℃，10min；保存 4℃。

2. 琼脂糖凝胶的制备

(1) 称取琼脂糖 1g，加入 100ml 0.5×TAE 缓冲液，在微波炉上充分加热溶解，取出摇匀，配制成 1% 琼脂糖凝胶。

(2) 将制胶板放置于水平位置，并放好样品梳子。待琼脂糖凝胶溶液冷却到 50～60℃时，加入 10μl 的 GelRed 核酸染料，混匀后倒入放好梳子的制胶板。

(3) 冷凝后拔出梳子，并将电泳胶放入电泳槽中。

(4) 加入电泳缓冲液至电泳槽中。

3. 上样

用移液枪取上样缓冲液，依次点 4μl 上样缓冲液在一次性手套上。再取样品溶液 20μl 左右，加入上样缓冲液中，混匀后，将溶液加到样品孔中，并记录好点样顺序。同时在另一样品孔中加入标准分子量 DNA。

4.电泳

接通电泳槽与电泳仪的电源，最高电压不超过 5V/cm，电泳至溴酚蓝走到胶底部边缘时停止电泳。

5.观察

电泳完毕，取出凝胶，于紫外灯下观察 DNA 条带。

（五）注意事项

1.为了避免交叉污染，每次取样品时务必更换吸头。

2.配制 PCR 反应体系时要防止错加、漏加。

3.配制完 PCR 反应体系后，用手指轻弹管壁使溶液混匀，也可用微量离心机离心一下，使溶液集中在管底，使各组分充分混匀。

4.PCR 技术反应体系用量都极少，必须严格注意吸样量的正确性，确认样品确实被加入反应体系。

（六）问题分析与思考

根据 PCR 扩增结果，如何判定 ICESmaM1 从 MER1 菌株转移到接合子基因组中？

（付加芳　曹广祥）

参考文献

[1] CLSI. Performancestandards for Antimicrobialsusceptibility Testing[J]. CLSI. 2017; 27th Edition.

[2] Johnson CM, Grossman AD. Integrative and Conjugative Elements (ICEs): What they do andhow they work[J]. Annu Rev Genet. 2015; 49:577-601.

[3] Jiafang Fu, Peipei Zhang, Xunzhe Yin, et al. A scientific research training programme for teaching biomedical students to identify the horizontal transfer of antibiotic resistance genes [J]. Folia Microbiologica. 2024.

第2章　耐药细菌的基因组比对和分析

一、实验简介

碱基和蛋白质序列遗传与变异是基因组学研究的重要内容，是推测相似基因进化关系和功能差异的关键手段。此章节综合性实验围绕多重耐药的嗜麦芽寡养单胞菌 MER1 中 MCR（mobile colistin resistance）及其同源蛋白家族，基于生物信息学常用工具 BLAST（Basic Local Alignment Search Tool）开展序列比对；继而采用 MEGA（Molecular Evolutionary Genetics Analysis）程序，对搜寻获得的 MCR 家族蛋白的氨基酸序列开展系统发育树分析（图 2-1）。

二、NCBI GenBank 数据库中检索序列与 BLAST 实现在线两两比对

（一）目的要求

1. 学习 NCBI 数据库在线资源的基本检索操作。

2. 基于检索序列和在线 BLAST 搜寻同源序列。

（二）实验原理

美国国家生物技术信息中心数据库 NCBI（National Center for Biotechnology Information，www.ncbi.nlm.nih.gov）是全球最大的生物信息学数据库之一，也是生命科学领域最重要的研究工具之一。建设初衷包括以下 4 点。

1. 建立关于分子生物学、生物化学、遗传学知识的存储和分析的自动化系统。

2. 借助基于计算机信息处理技术等先进方法研究和分析生物学有关重要分子和复合物的结构和功能。

3. 加速生物技术研究者和医药治疗人员对数据库和软件的使用。

4. 推动全世界范围内的生物技术信息收集及交流合作。

离线实验（局部比对实现同源基因查找）

1. 根据研究生电脑操作系统安装不同版本 BLAST（兼顾 Win 和 Mac）
2. 分别对全基因编码的基因和蛋白质序列使用 makeblastdb 建库，区别为 –dbtype nucl/prot
3. 分别使用自选基因或蛋白序列在参考基因组中进行 blastn 或 blastp 比对
4. 输出参数的设置
4.1 指定输出文件 out
4.2 指定输出格式 –outfmt
5. blast 的输出参数优化与筛选
5.1 限定期望值阈值筛选 –evalue
5.2 蛋白质序列比对输出 postive 值
6. 全基因组之间的比对，如速方法
6.1 根据电脑 CPU 处理器线程数加速 –num_threads
6.2 指定基因组之间相似蛋白 / 基因的匹配次数 –max_target_seqs
7. blast 搜寻到的基因产列和蛋白产列分别单独储存为 FASTA 格式文件

在线实验 1（获取所需序列与软件）
1. 根据 Accession 号在 NCBI 数据库之中下载基因组基因编码序列和蛋白质序列
2. 根据电脑操作系统分别从整合的在线平台下载 BLAST 安装文件

实验 I 本地 BLAST 工具安装使用

Experiment I: BLAST installation and application

在线实验 2（在线分析的优缺点分析）
1. 打开 NCBI BLAST 在线比对页面
2. 使用 blastn 或者 blastp 页面准备分析上述下载的自选基因和蛋白序列
3. NCBI 比对库的含义，如 nr/nt、RefSeq
4. NCBI 在线输出和本地版输出的差异

在线实验 1（在线多重比对及输出比较）

1. 上述比对获取的同源基因 / 蛋白序列使用在线 clustalw 进行比对
2. 上述比对获取的同源基因 / 蛋白序列使用在线 Uniprot Align 比对

实验 II MEGA 绘制和优化树

Expeniment II:Phylogeny, based on MEGA assys

在线实验 2（高质量进化树绘）
1. 使用整合在线资源在线绘利进化树
2. 使用 iTol 在线工具优化美化进化树

离线实验（获取进化树参数 newick 文件）

1. 根据研究生电脑操作系统从整合平台下载和安装不同版本 MEGA（兼硕 Win 和 Mac）
2. 分别对全基因编码的基因和蛋白质序列使用 clustalw 和 muscle 进行比对，观输出结果差异
3. 系统发育树绘料
3.1 使用 NJ（邻接法）法绘料进化树
3.2 使用 ML（最大似然法）法绘利进化树
4. 进化树的置信区间：参数 bootstrap 设置及其意义解析

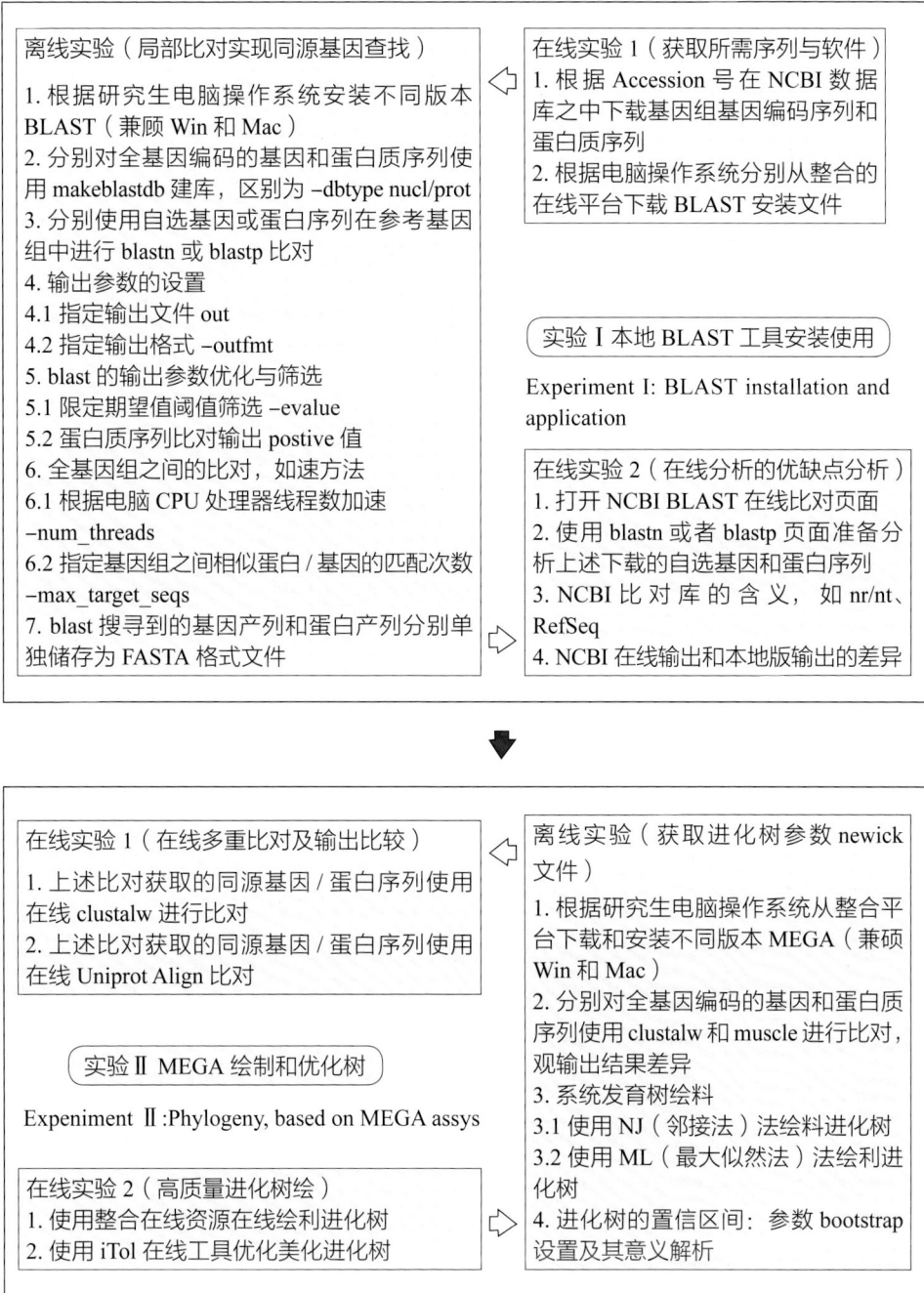

▲ 图 2–1 实验流程及逻辑关系

BLAST（Basic Local Alignment Search Tool）是一种局部比对方法，可将输入的核酸或蛋白质序列与数据库（NCBI 收录或自建）中的已知序列进行比对，获得序列相似度、可变区域等信息，从而判断序列的来源或进化关系。

（三）仪器与器材

1. 个人计算机或计算型服务器。

2. 互联网。

（四）操作步骤

1. 通过访问 www.ncbi.nlm.nih.gov 网址进入 NCBI 数据库，依据双名法键入目标微生物的种属名作为关键词 entry，检索一个细菌对应的完全测序并完整拼装的基因组。在 NCBI 数据库网页搜索栏下拉框左侧选择 genome，以拉丁文输入细菌名称后点击搜索 search 按钮。弹出页面中找到该细菌对应的参考基因组，后续即可下载序列。

2. 菌株 GenBank 格式检索基因及其对应的 FASTA 格式碱基和氨基酸序列。根据基因对应核酸序列进行搜索，以 Genbank id 号 NG_050417（也可输入 gene 在基因组中对应 ORF 的 locus tag 名称）。此例中 NG_050417 为大肠杆菌质粒 pHNSHP45 编码多黏菌素耐药因子 phosphoethanolamine—lipid A transferaseMCR-1.1 对应蛋白质序列的 NCBI 编号，其基因坐标 locus tag 为 A7J11_03461：在 NCBI 搜索栏左侧下拉框选择 protein 后，输入 NG_050417，搜索 search 后即可进入蛋白质序列页面并点击 download 下载该蛋白质的氨基酸序列。该界面右侧的 Related information 栏中，还可以选择查看编码该蛋白的碱基序列。亦可根据某基因的编号检索其碱基序列，再进入蛋白质信息页面下载对应氨基酸序列。

3. 氨基酸序列页面点击 CD-search（www.ncbi.nlm.nih.gov/Structure/cdd/wrpsb.cgi）搜寻对应蛋白质相对保守的结构 – 功能域。点击氨基酸序列页面右侧 Related information 栏中 CDD（conserved domain database）Search Result，进入 CD-search 界面（single query 单序列模式）。CD-search 界面默认显示精简 concise 结果，可在右上角选择 full result 查看完整结果（图 2–2）。

4. 碱基或氨基酸序列页面使用 BLAST 分别进行 blastn 和 blastp 可实现在 NCBI 全库搜寻。在碱基或氨基酸序列界面右侧 Analyze this sequence 栏处，有 Run blast 选项，点击后即可进入 blast 界面，且网页会根据点击 Run blast 选项时界面序列为碱基还是氨基酸来选择默认使用核苷酸序列比对还是蛋白质序列对比。

注：界面为氨基酸序列时默认为 blastp；界面为碱基序列时默认为 megablast

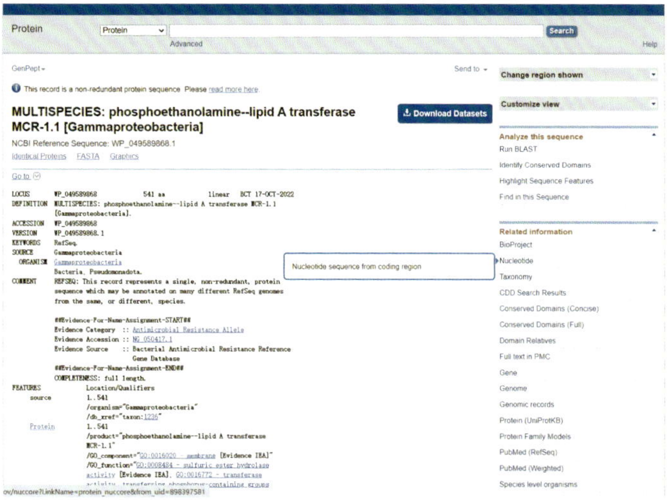

▲ 图 2-2　**NCBI 数据库检索 MCR-1.1 及其保守域蛋白质家族 CD-search 分析**

（用于 Highly similar sequences），需要手动选择 blastn。

（五）注意事项

1. 细菌的拉丁文名称作为关键词用于检索 NCBI GenBank 数据库。

2. BLAST 参数页面可设置菌株定向比对，结果输出内在含义 [identity，e-value，coverage]。

（六）问题分析与思考

1. 全局序列比对和局部序列比对的优缺点。

2. GenBank 数据库检索人类基因组的方式。

三、单机版本 BLAST 的安装与基本使用

（一）目的要求

1. 根据计算机操作系统选择并安装单机版本 BLAST。

2. BLAST 命令模式操作实现碱基和氨基酸序列比对。

（二）实验原理

1. 局部序列比对的算法原理

(1) 过滤：首先过滤序列中低复杂度区域，即含有大量重复的序列。

(2) Seeding：将 query 序列中每 k 个字组合成一个表，即将一个序列拆分成

多个连续的"seed words"（通常设置蛋白质 $k = 3$，核酸 $k = 11$）。

（3）比对：列出我们所关心的所有可能字符串，再配合置换矩阵 Matrix 给出高分值的字符串并组织成快速搜索树状结构（哈希数组索引）。因此，此步骤可以快速搜索出代表序列字符大数据集中的所有匹配子集，找到每个 seed words 在参考序列中的位置。

（4）延伸：当找到 seed words 的位置后，接下来需要将 seed words 延伸为长片段。延伸过程中，得分值也在变化。当得分值小于阈值时即停止延伸，最后得到的片段称为高分片段对（high-scoring segment pair，HSP）。

（5）显著性分析，计算 E-value 值，在随机情况下 E-value 值可用于衡量数据库中存在比当前匹配分数更好的比对的数目，因此该值可以作为指标评价比对序列 HSP 的可信度。

2. 命令行模式调用 BLAST 子程序

命令提示符是在操作系统中，键入命令启动计算机程序的一种工作提示符。注意，离线单机版 blast 软件在 Windows 和 Linux 系统中均无法双击鼠标左键直接打开，需要通过命令行 CMD（command line）模式来调用。后续操作将在命令行模式中，依据核酸碱基序列或蛋白质氨基酸序列文件类型，采用 makeblastdb 子程序完成序列建库，并 blastn 或 blastp 同源序列比对和检索。

（三）仪器与器材

1. 计算机。

2. 互联网。

（四）操作步骤

1. 根据操作系统在 NCBI FTP（ftp://ftp.ncbi.nlm.nih.gov）下载对应单机版 BLAST+ 软件（NCBI 截至 2024 年 1 月更新至 blast-2.15.0+ 版本，本章下列演示采用 blast-2.2.24+ 版本，安装至 D 盘符目录下 D:\blast-2.2.24+）。

2. 依据 Windows 操作系统类型（X86，即 32 位系统，或者 X64，即 64 位系统）在 NCBI FTP 中 executables 文件夹既定路径查找对应系统安装文件，并安装调试 BLAST+ 程序。

3. 基于前期准备序列及类型 makeblastdb 建立检索数据集（以构建核酸库为例）。

（1）下载相应的核酸文件，将其置于无空格的文件路径。

（2）打开命令提示符 [windows 电脑可采用 win + R 组合键，输入 cmd 后键入命令行：makeblastdb 的地址 –in 核酸文件地址（推荐绝对路径）–dbtype nucl（nucl 为碱基序列，如需建立蛋白质搜索库则键入 prot）]。

（根据上述规则，在实际操作中输入内容为 D:\blast-2.2.24+\bin\makeblastdb –in D:\blast-2.2.24+\subject.fasta –dbtype nucl）

注：BLAST 分析中不推荐中文命名文件和文件夹，文件名不允许有空格。

建立蛋白质序列库同理，但在输入内容的方式存在少许差异，具体为 blast 安装地址 \bin\makeblastdb –in 蛋白质文件地址 –dbtype prot。

4. blastn 和 blastp 分别实现碱基和氨基酸序列比对检索集（以 blastn 为例）。

输入 blastn 的地址 –query 被检索碱基序列的地址 –db 核酸基因组的地址（根据上述规则，在实际操作中输入内容为 D:\blast-2.2.24+\bin\blastn –query D:\blast-2.2.24+\query.fas –db D:\blast-2.2.24+\subject.fasta）注意进行蛋白质的比对同理，仅需在以下地方做出改变。

(1) 命令行中的"blastn"改成"blastp"。

(2) 命令行结尾部分的地址应为蛋白质序列库而非核酸序列库。

（五）注意事项

1. Windows 操作系统环境下的命令行调用程序方式，不要输入错误或引入空格及中文字符，会发生命令行报错和调用失败。

2. BLAST 比对结果屏幕输出和文件模式（命令行键入 –out 路径及输出文件名）及数据解读（–outfmt 6 为表格输出，默认为文本格式比对详细结果输出）。

3. 如前所述，BLAST 软件无法识别空格，故 BLAST 软件及相关蛋白质或核酸文件的路径名称中也一般不得存在空格（图 2–3）。

4. 由于不同密码子存在偏好性和简并性可能会导致不同碱基序列编码同一种氨基酸，故而 blastp 和 blastn 的比对结果即序列相似性不一定相互参照或解释。即不能仅根据两者之一的结果，就直接得出另一种序列相似或一致性高低的结论。

5. BLAST 两两比对后，输出结果可以查看各候选结果的得分 Score 与 E-value，得分不是唯一的比较指标，得出序列之间整体相似性要综合考虑比对序列的匹配率 coverage、提交序列与比对序列的长度及统计学阈值 E-value。

（六）问题分析与思考

1. 网页版本和本地版本 BLAST 的应用范围比较及优缺点。

2. 多个菌株间借助 BLAST 鉴别 core genome 的实现方式。

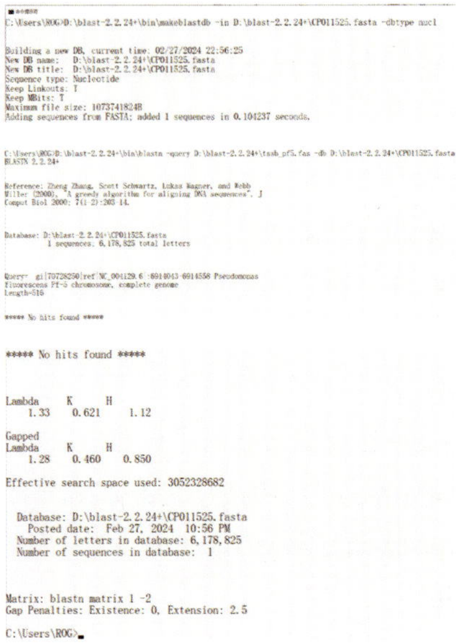

▲ 图 2-3　命令行调用 **makeblastdb** 建库和 **blastn** 比对示例

四、基于 BLAST 比对搜寻同源基因序列：内置参数选择与数据呈现

（一）目的要求

1. 单机版本 BLAST 命令模式实现序列比对的常用指令。

2. BLAST 计算加速、数据呈现快速精准检索同源序列。

（二）实验原理

1. BLAST+ 相对 BLAST 的改进之处（易用性）

Blast+ 是 Blast 的升级，将 blastn、blastp、tblastn、blastx 等程序从 blastall 命令剥离出来，故对各个命令的参数定制更为方便、易懂。

2. blastn 和 blastp 输入文件和输出信息区别

blastn 命令行模式输入作为 query 是核酸序列格式文件，而 blastp 输入作为 query 的是蛋白质序列格式文件。

输出信息中，由于密码子简并性不同碱基可能会编码同一种氨基酸，blastp 和 blastn 的输出结果不一定相同。blastp 计算过程会根据氨基酸的生化性质分类输出 positive（identity 序列一致性 + 比对序列中生化性质分类相同的氨基酸比例，故而一般 positive 值≥identity 值）。

（三）仪器与器材

1. 计算机。

2. 互联网。

（四）操作步骤

本实验前置操作步骤参考实验二

1. 结果可靠性阈值指令 –evalue [设置比对的统计学阈值 E-value]

在命令行后输入" –evalue 数值（默认值为 1）"，该指令表示保留 evalue 值 ≤"设定数值"的结果输出，对其余数据（evalue＞"设定数值"）进行剔除。

2. 输出格式指令 –outfmt

在命令行后输入" –outfmt 6"，该指令可以使用表格格式输出并精简化信息，由于使用该指令后输出占用存储空间较小，故该指令能达到加速输出的效果。

3. 多线程并行化加速运行指令 –num_threads

在命令行后输入"–num_threads m"，该指令表示对 blast 运算采取计算机中央处理器 CPU 的 m 个线程加速运算过程。

4. 比对靶标（query 对应 subject 比对序列数目）指令 –max_target_seqs

在命令行后输入"–max_target_seqs n"，该指令表示让一个序列与另一文件中的序列最多匹配成功 n 次，即在结果文档中输出 n 个相似序列对应比对结果（图 2–4）。

```
■ 命令提示符                                                                    −  □  ×
C:\Users\ROG>D:\blast-2.2.24+\bin\blastp -query D:\blast-2.2.24+\tssb_faa.fas -db D:\blast-2.2.24+\CP011525.txt -outfmt 6 -out ^
D:\blast-2.2.24+\tssbcp011525.xls

C:\Users\ROG>_
```

▲ 图 2–4　命令行调用 blastn 比对及 –outfmt 格式示例

（五）注意事项

1. 注意 BLAST+ 和 BLAST 调用程序及内置参数的区别。

2. 基于 BLAST+ 识别基因组中特定基因的多拷贝特征。

3. 进行本地 blast 的第一步是建库 makeblastdb。

4. 命令行后的可靠性阈值、输出格式等指令，在键入过程中不存在特定先后排列的要求，只需将所有需要的指令依次输入即可。

（六）问题分析与思考

1. 同源性、相似性和一致性生物学意义和区别。

2. blastx、tblastn 序列比对的 query 和 subject。

五、进化关系的计算参数选择与可视化：MEGA 软件的安装与操作

（一）目的要求

1. 多重序列比对揭示序列的保守与特异位点。

2. 进化树绘制的计算模型与可视化基本原理。

（二）实验原理

1. 系统发育树又名分子进化树（phylogenetics，evolutionary tree），是生物信息学中描述不同生物之间的进化与变异关系的方法。通过系统学分类分析可以帮助人们了解生物的进化历史过程。

2. 分子钟进化模型认为分子水平进化存在一个"时钟"，即进化速率是近似恒定的。因此，分子钟假设的成立条件是对于给定的任意大分子（DNA 序列或者蛋白质序列）在所有进化谱系中有近似恒定的进化速率，如在一个进化分支上所聚集的突变数与该分支的独立进化时间长度成正比，其替代速率在进化过程中近似保持一个相对恒定的数值。

3. MEGA（Molecular Evolutionary Genetics Analysis）集成系统发育树绘制流程：收集序列→多重序列比对→绘制进化树。

（三）仪器与器材

1. 计算机。

2. 互联网。

（四）操作步骤

1. Query 序列：进入 NCBI，搜索所需序列名称，并以 fasta 格式下载（采用 phosphoethanolamine--lipid A transferasemCR-1.1 为例，基因序列 NCBI 链接：www.ncbi.nlm.nih.gov/nuccore/NG_050417，下载对应蛋白质序列）。

2. MEGA 的下载与安装（www.megasoftware.net），安装 MEGA 过程中勾选关联文件（如 FASTA 格式序列文件）。

3. subject 序列：在线比对方式，对下载的 query 序列于 NCBI 或 UniProt（www.uniprot.org）进行在线 BLAST，以 fasta 格式下载 BLAST 输出的序列。在线查找方式，以 MCR 为关键词在一系列 AMR（Antimicrobial Resistance）数据库 [www.ncbi.nlm.nih.gov/pathogens/microbigge，Pathogen Detection Microbial Browser for Identification of Genetic and Genomic Elements（MicroBIGG-E）] 搜索 MCR 家族的同源蛋白 MCR-1～MCR-10 并下载所需 FASTA 格式序列。还

可以在 NCBI 在线 Web-BLAST，制定寡养单胞菌 MER1 搜寻，可发现编码 MCR-5（基因坐标 G6052_15290，NCBI 链接：https://www.ncbi.nlm.nih.gov/protein/1819415023）和 MCR-8（基因坐标 G6052_10450，NCBI 链接：https://www.ncbi.nlm.nih.gov/protein/1819414139）的同源基因。

4. 由于同源蛋白比对搜索结果繁杂，故对下载的 BLAST 结果使用 CD-HIT（www.cd-hit.org）工具按照序列之间一致性聚类精简（默认参数为序列一致性 identity＜90）。CD-HIT 安装后运行可进行序列去冗余，精简后的输出序列作为 MEGA 输入序列（图 2-5）。

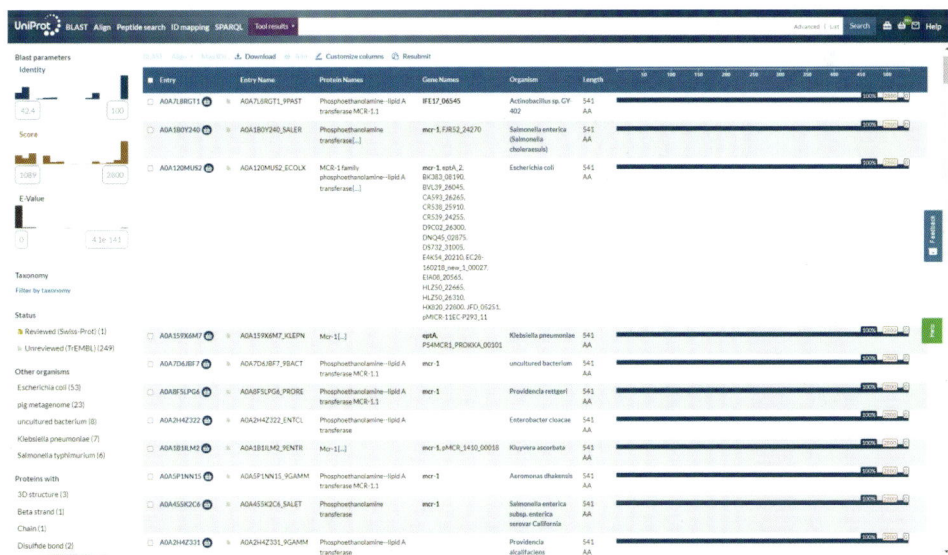

▲ 图 2-5　**Uniprot 数据库中抗性基因 *mcr* 编码蛋白质的同源序列**

5. 将下载的精简后的结果使用 MEGA 软件打开，用 MEGA 自带的"muscle"（MUltiple Sequence Comparison by Log-Expectation）程序进行多重序列比对，亦可选择 clustalw（图 2-6）。

6. 点击 MEGA 软件左上角的"Data"，选择"Phylogenetic Analysis"后，原窗口将最小化，在新窗口中点击"Phylogeny"，选择合适的方法构建进化树（可以采用 Neighbor-Joining，NJ 或 Maximum Likelihood，ML），并注意构建进化树时的参数设置（bootstrap 自展分析抽样重复数 replicate number 一般≥500 次）（图 2-7）。

7. 进化关系计算与呈现（成图方式：圈树、无根树、聚类树等）。导出方式：

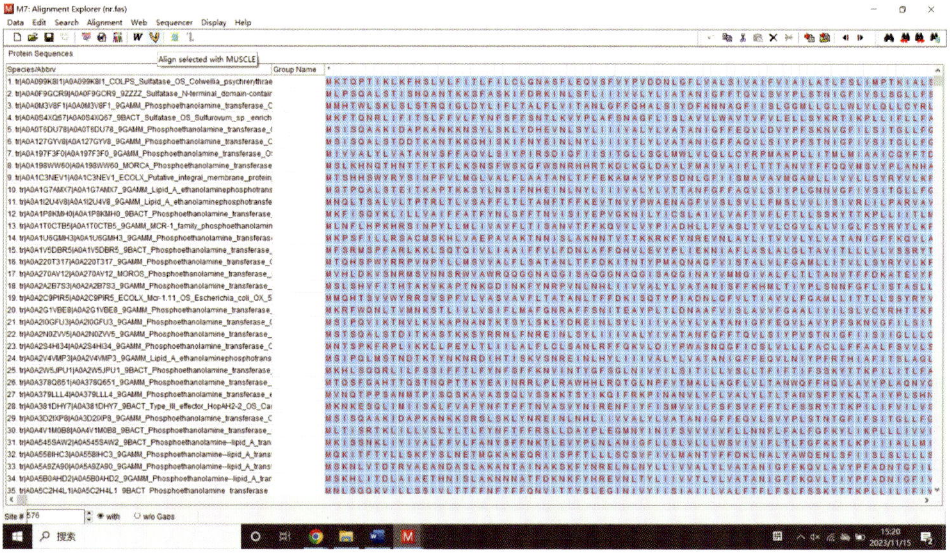

▲ 图 2-6　MEGA 内嵌的 MUSCLE 程序实现多黏菌素耐药因子 MCR 家族蛋白质氨基酸序列的多重比对

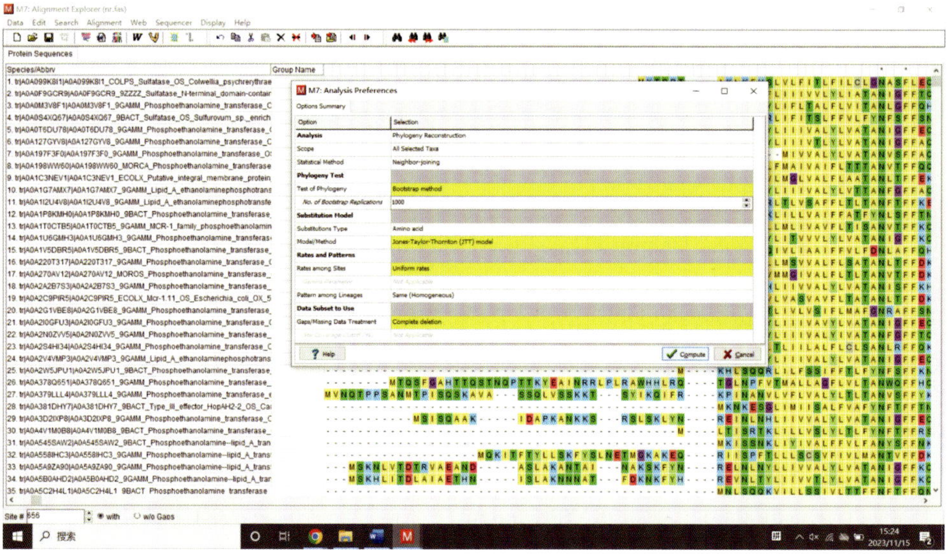

▲ 图 2-7　多重序列比对数据导入 MEGA 软件（采用 NJ 法和 bootstrap 重复 1000 次构建进化树）

在 Image 下的 Save as 保存，有 3 种不同的图片格式（*.EMF、*.PNG 和 *.PDF）。文本保存：进化树计算结果在 File 下的 Save as 保存，选择 newick 或 mega 格式保存（图 2-8）。

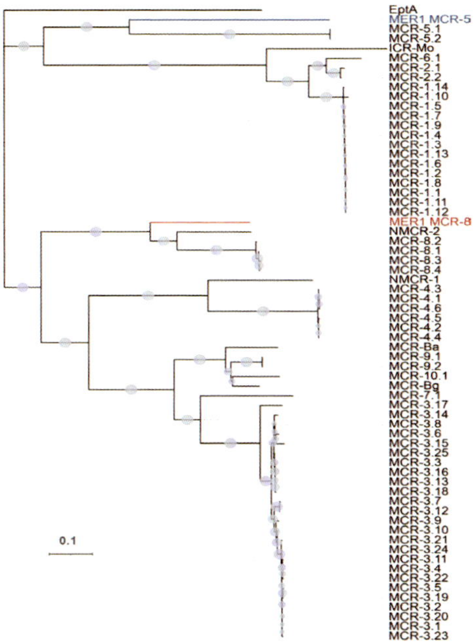

▲ 图 2-8　寡养单胞菌 MCR 为例绘制细菌功能基因编码蛋白质序列的系统发育树

（五）注意事项

1. 全局序列比对程序：一般采用 clustalw（www.clustal.org/clustal2）或 muscle（www.drive5.com/muscle）。

2. 进化关系展现方式：聚类树、无根树和圈树。

3. 构建进化树时，采用部分参数的默认设定可能并不符合预期要求，需要手动更改并通过反复迭代比较进化分支调试，获取最佳参数和运算模型。

（六）问题分析与思考

1. bootstrap 抽样法检验：样本数量特征推断总体特征。

2. 进化模型：NJ（neighbor-joining 邻接法）和 ML（maximum likelihood 最大似然法）比较。

（李　骏）

第3章 抗性基因的异源表达与功能分析

一、实验简介

CstA（LMJ45-RS15935）是碳青霉烯耐药阴沟肠杆菌 POL9 菌株基因组中介导细菌耐药性的 ABC 家族外排泵，本研究通过基因工程技术将耐药菌株中的 *CstA* 基因在大肠杆菌 DH5α 菌株中进行异源表达。

本综合实验采用了一个内容连贯的实验系统，用质粒载体克隆并表达 *CstA* 基因。本实验指导以基因克隆为主线，包含了常规 PCR 技术、重组 PCR 技术、酶切连接技术、蓝白斑筛选技术、感受态转化技术、蛋白表达及 SDS-PAGE 检测技术在内的一整套基因工程技术。

通过上述系列实验的学习，学生将了解如何通过基因工程操作技术在模式菌株中异源表达 *CstA* 基因，初步探索如何通过基因工程策略研究耐药菌株中抗性基因的功能，可有效提高学生的科研素养。

二、融合 PCR 扩增抗性基因及启动子片段

（一）目的要求

1. 运用 PCR 技术从耐药细菌基因组 DNA（模板）扩增 CstA 蛋白的编码基因。

2. 运用 PCR 技术从 pMD18-T 载体（模板）扩增 β– 内酰胺酶基因的启动子片段。

（二）实验原理

碳青霉烯耐药阴沟肠杆菌 POL9 菌株中的 *CstA* 基因编码 ABC 家族外排泵，以 POL9 菌株基因组为模板，通过 PCR 技术在体外大量扩增 *CstA* 基因。pMD18-T 载体中含有 β– 内酰胺酶基因的启动子序列，以 pMD18-T 载体为模板，可扩增 β– 内酰胺酶基因的启动子片段（图 3–1）。

```
┌─────────────────────┐   ┌─────────────────────┐          ┌─────────────────────┐
│  PCR 扩增 CstA 基因   │   │  PCR 扩增 β– 内酰胺    │          │ CstA 的 SDS-PAGE 检测 │
│                     │   │  酶基因的启动子片段    │          │                     │
└─────────┬───────────┘   └──────────┬──────────┘          └──────────▲──────────┘
          │                          │                                │
          ▼                          ▼                     ┌──────────┴──────────┐
┌──────────────────────────────────────────┐              │  抗生素压力下培养菌株   │
│              DNA 电泳检测                    │              └──────────▲──────────┘
└─────────────────────┬──────────────────────┘                        │
          │                          │                     ┌──────────┴──────────┐
          ▼                          ▼                     │ CstA 基因异源表达菌株的验证│
┌──────────────────────────────────────────┐              └──────────▲──────────┘
│              PCR 产物回收                    │                        │
└─────────────────────┬──────────────────────┘                       │
          │                          │                     ┌──────────┴──────────┐
          ▼                          ▼                     │  转化 DH5a 感受态细胞    │
┌──────────────────┐   ┌─────────────────────┐             └──────────▲──────────┘
│ 纯化的 CstA 基因片段 │   │  纯化的 β– 内酰胺酶      │                        │
│                  │   │  基因启动子片段         │            ┌──────────┴──────────┐
└────────┬─────────┘   └──────────┬──────────┘            │  启动子 –CstA 融合片段与  │
         │                        │                       │  pMD-18T 载体连接      │
         ▼                        ▼                       └──────────▲──────────┘
┌──────────────────────────────────────────┐                        │
│                重组 PCR                     │──────────▶ ┌──────────┴──────────┐
└──────────────────────────────────────────┘            │  启动子 –CstA 融合片段   │
                                                         └─────────────────────┘
```

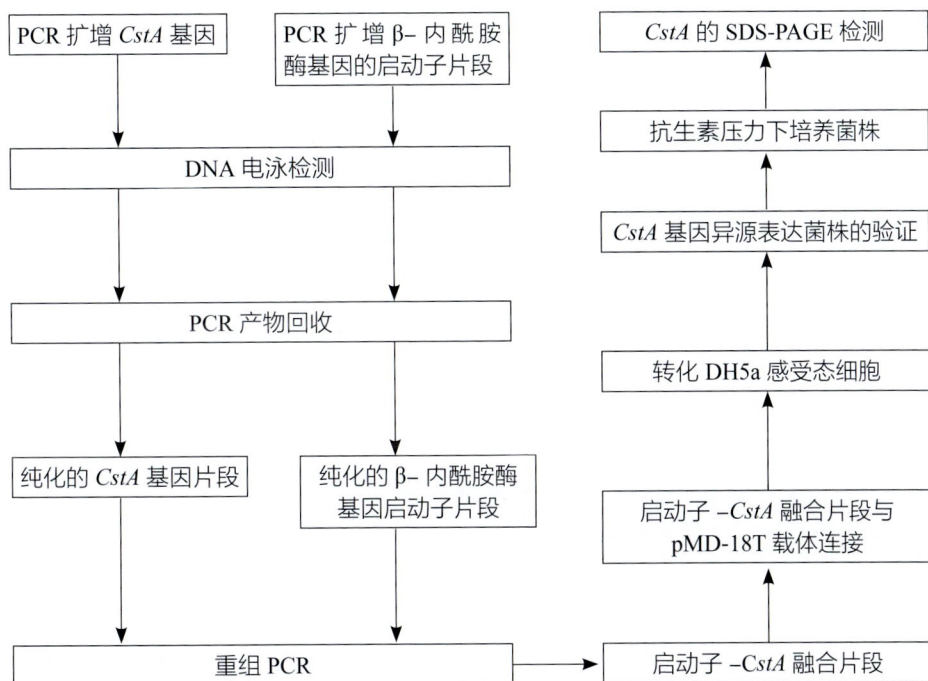

▲ 图 3–1　实验流程图

（三）仪器与材料

1. 实验仪器

电泳仪电源、电泳槽、凝胶成像系统、PCR 仪、恒温水浴锅、电子天平、微波炉、20～200μl 移液枪、1～10μl 移液枪等。

2. 实验材料

(1) 耗材：离心管（0.5ml，高压灭菌）、枪头（10μl、200μl）、PE 手套等。

(2) 试剂：dNTP、Taq DNA 聚合酶、Pfu DNA 聚合酶、超纯水、模板 DNA、引物（10mmol/L）、琼脂糖、TBE 缓冲液、DNA marker、GelRed 核酸染料、DNA 上样缓冲液等。

3. 引物

本实验所用引物为 H5935–F 和 H5935–R，AP-F 和 AP-R。H5935–F 的 DNA 序列（5' → 3'）：AATATTGAAAAAGGAAGAGTATGAGCGCAAATGCGG AGAΛ，H5935–R 的 DNA 序列（5' → 3'）:CTAGTGCGCGCCACCCCCTC(5' → 3')，AP-F 的 DNA 序列（5' → 3'）：GCCTCGTGATACGCCTATTT（5' → 3'），AP-R

的 DNA 序列（5'→3'）：ACTCTTCCTTTTTCAATATT（5'→3'）。

（四）操作步骤

1. *CstA* 基因的扩增

(1) 以 POL9 菌珠基因组为模板、以 H5935-F 和 H5935-R 为引物，扩增 *CstA* 基因片段，约 1.6kb。在 PCR 管中分别加入无菌水 39μl、DNA 模板 0.5μl、正向引物（H5935-F）1μl、反向引物（H5935-R）1μl、10×PCR 缓冲液 5μl、Taq DNA 聚合酶 0.5μl、dNTP 3μl，总体积为 50μl。

(2) 反应物混合完全后置于 PCR 仪中，设定温度条件。预变性 97℃，4min；变性 97℃，1min；退火 56℃，1min；延伸 72℃，2min；变性—延伸 30 循环；终延伸 72℃，10min。

2. β- 内酰胺酶基因启动子序列的扩增

(1) 以 pMD18-T 载体为模板，AP-F 和 AP-R 为引物，扩增 β- 内酰胺酶基因的启动子片段。在 PCR 管中分别加入无菌水 39μl、DNA 模板 0.5μl、正向引物（AP-F）1μl、反向引物（AP-R）1μl、10×PCR 缓冲液 5μl、Taq DNA 聚合酶 0.5μl、dNTP 3μl，总体积为 50μl。

(2) 反应物混合完全后置于 PCR 仪中，设定温度条件。预变性 97℃，4min；变性 97℃，20s；退火 55℃，20s；延伸 72℃，30s；变性 – 延伸 30 循环；终延伸 72℃，5min。

3. 琼脂糖凝胶电泳检测

配制 1% 琼脂糖凝胶（含 GelRed 核酸染料），取 3～5μl PCR 扩增产物，琼脂糖凝胶电泳，电泳结束后用凝胶成像系统检测 PCR 扩增产物。

（五）注意事项

1. PCR 反应的灵敏度很高，为了防止污染，使用新的、无菌的 PCR 管和枪头，实验操作需戴手套，操作应尽可能在无菌操作台中进行。设阴性对照：含有模板 DNA 外的所有其他成分。

2. 加试剂前，应短促离心 10s，然后再打开试剂的管盖，以防污染试剂及管壁上的试剂污染吸头侧面。

（六）问题分析与思考

试分析 PCR 非特异性扩增的原因及其解决对策。

三、重组 PCR 获得启动子及 *CstA* 基因的融合片段

（一）目的要求

运用重组 PCR 技术将 *CstA* 基因片段与 β– 内酰胺酶基因的启动子片段进行融合。

（二）实验原理

使两个不相邻的 DNA 片段重组在一起的 PCR 技术称为重组 PCR。重组 PCR 技术可以在体外将不同来源的 DNA 片段进行重组，从而得到重组 / 融合 DNA 序列。重组 PCR 技术可用于基因克隆、基因表达、基因突变等方面的研究。

重组 PCR 技术基本原理：将插入片段、缺失片段、突变碱基或一种物质的几个基因片段设计在引物中，先分段对模板扩增，然后除去多余的引物后，将 PCR 扩增产物混合，再用 1 对引物对其进行 PCR 扩增。其扩增产物将是重组的 DNA。引物的设计是重组 PCR 技术成功的关键，设计引物时需要考虑到目标 DNA 序列的长度、GC 含量、引物长度、引物之间的距离等因素。

本实验通过重组 PCR 技术将 *CstA* 基因的 ORF 序列与 β– 内酰胺酶基因的启动子序列进行重组，重组后的 *CstA* 基因带有 β– 内酰胺酶基因的启动子。

（三）仪器与材料

1. 实验仪器

电泳仪电源、电泳槽、凝胶成像系统、PCR 仪、恒温水浴锅、电子天平、微波炉、20～200μl 移液枪、1～10μl 移液枪等。

2. 实验材料

(1) 耗材：离心管（0.5ml，高压灭菌）、枪头（10μl、200μl）、PE 手套等。

(2) 试剂：dNTP、Taq DNA 聚合酶、Pfu DNA 聚合酶、超纯水、模板 DNA、引物（10mM）、琼脂糖、TBE 缓冲液、DNA marker、GelRed 核酸染料、DNA 凝胶回收试剂盒、DNA 上样缓冲液等。

3. 引物

本实验所用引物为 AP-F 和 H5935–R。

（四）操作步骤

1. *CstA* 基因片段及 β– 内酰胺酶基因启动子片段的切胶回收

(1) 琼脂糖凝胶电泳分离

① 配制 2 块 1% 琼脂糖凝胶（含 GelRed 核酸染料），一块用于上样 *CstA* 基因片段的扩增产物，另一块用于上样 β– 内酰胺酶基因启动子片段的扩增产物，

用新配制的电泳缓冲液分别进行琼脂糖凝胶电泳。

② 紫外灯下，分别切下目的条带，放入 2ml 离心管中，加入回收试剂盒提供的溶解缓冲液。

③ 按照试剂盒的要求进行操作。

(2) 琼脂糖凝胶电泳检测回收结果。取 5μl 回收 DNA，琼脂糖凝胶电泳检测。保持电流 40mA。电泳结束后，紫外灯下观察结果。

2. 重组 PCR

(1) 以切胶回收的 *CstA* 基因片段及 β-内酰胺酶基因启动子片段作为模板，以 AP-F 和 H5935-R 为引物，采用 Pfu DNA 聚合酶扩增融合基因片段。在 PCR 管中分别加入无菌水 39μl、DNA 模板 0.5μl、AP-F 1μl、H5935-R 1μl、10×PCR 缓冲液 5μl、Pfu DNA 聚合酶 0.5μl、dNTP 3μl，总体积为 50μl。

(2) 反应物混合完全后置于 PCR 仪中，设定程序进行 PCR 扩增。预变性 97℃，4min；变性 97℃，1min；退火 55℃，1min；延伸 72℃，2min；变性-延伸 30 循环；终延伸 72℃，10min。

(3) PCR 扩增结束后，加 Taq DNA 聚合酶在 72℃继续反应 30min，使 PCR 产物的末端加 3'-A 尾巴。

(4) 琼脂糖凝胶电泳检测。配制 1% 琼脂糖凝胶（含 GelRed 核酸染料），取 3~5μl PCR 扩增产物，琼脂糖凝胶电泳。电泳结束后用凝胶成像系统检测重组 PCR 扩增产物。

（五）注意事项

1. DNA 切胶回收电泳时最好使用新的电泳缓冲液，以免影响电泳和回收效果。如下一步实验要求较高，则应尽量使用 TAE 电泳缓冲液。

2. 切胶时，紫外照射时间应尽量短，以免对 DNA 造成损伤。

3. 如果切胶回收率较低，可在胶充分溶解后检测 pH，如 pH>7.5，可向含有 DNA 的胶溶液中加 10~30μl 3M 醋酸钠（pH 5.2）将 pH 调到 5~7。

（六）问题分析与思考

重组 PCR 技术有哪些用途？

四、重组载体的连接与转化

（一）目的要求

1. 了解 TA 克隆原理。

2. 掌握 TA 克隆方法。

3. 掌握热激转化方法。

4. 掌握筛选转化子的方法。

（二）实验原理

TA 克隆载体 pMD18T 是目前克隆 PCR 产物最简便、快捷的方法。TA 克隆方法利用 Taq DNA 聚合酶末端连接酶的功能，在每条 PCR 扩增产物的 3' 端自动添加一个 3'-A 突出端。DNA 连接酶可将 pMD18T 载体与 PCR 产物进行高效地连接形成重组载体。

感受态细胞是处于能吸收外源重组 DNA 载体分子的生理状态的细胞。热激转化法是感受态细胞吸收重组载体的有效方式。将处于对数生长期的细菌置于 $0℃$ 的 $CaCl_2$ 低渗溶液中，细胞膨胀成球形（结构松散），处于感受态；将感受态细胞与重组载体混合，Ca^{2+} 与 DNA 结合形成抗 DNase Ⅰ 的羟基 – 磷酸钙复合物，黏附于细胞表面；经 $42℃$ 短时间热激处理，细胞吸收 DNA 复合物；在培养基中生长数小时之后，球形细胞复原并增殖。

本实验采用 E.coli DH5α 菌株感受态细胞，将重组载体转化宿主细胞。将转化后的全部受体细胞经过适当稀释，涂布在含氨苄西林的平板培养基上培养，只有转化体才能存活，而未转化的受体细胞则因无抵抗氨苄西林的能力而死亡。

（三）仪器与材料

1. 实验仪器

超净工作台、恒温摇床、恒温培养箱、20～200µl 移液枪、1～10µl 移液枪等。

2. 实验材料

(1) 耗材：10µl 白枪头、200µl 黄枪头、1000µl 蓝枪头、1.5ml EP 管等。

(2) 试剂：T4 DNA 连接酶、PCR 产物、pMD18T 载体、氨苄西林等。

3. 表达宿主：E.coli DH5α

（四）操作步骤

1. pMD18T 载体与 PCR 产物连接

通过 T4 DNA 连接酶将 PCR 产物连接至 pMD18–T 载体，构建的重组质粒命名为 pMD-CstA。连接液体系为在 PCR 管中分别加入无菌水 3µl、酶切产物 4µl、载体 1µl、缓冲液 1µl、T4 DNA 连接酶 1µl，总体积为 10µl。16℃连接 30min。

2.连接产物转化感受态大肠杆菌 DH5α

(1) 准备 LB/ 氨苄西林 /IPTG/X-gal 固体培养基。每板涂 200mg/ml 的 IPTG 和 20mg/ml 的 X-Gal 各 40μl，氨苄西林的终浓度为 100mg/L 室温下放置 2～3h。

(2) 在 3 个 1.5ml 离心管中分别加入 2μl 连接产物（标准反应、阳性对照、阴性对照）。

(3) 从 –80℃冰箱中取出大肠杆菌 DH5α 感受态细胞，冰浴中融化。

(4) 将感受态细胞轻轻混匀，取 40～50μl 与连接产物混合。冰浴中放置 20min。

(5) 控制水浴温度恰好为 42℃，热击 75～90s，然后迅速转移至冰浴 2min。

(6) 加入 950μl LB 液体培养基（不含氨苄西林），37℃摇床振荡培养 1h。使受体菌恢复正常生长状态，并使转化体表达抗生素基因产物（Amp^r）。

(7) 每分钟 8000 转，离心 1min，除去上清液。沉淀用 100μl LB 回溶。

(8) 将 100μl 菌液涂于培养基上（如果用玻璃棒涂抹，酒精灯烧过后稍微凉一下再用，不要过烫），菌液完全被培养基吸收后，倒置培养皿，于 37℃恒温培养箱内培养过夜（12～16h）。

3.阳性转化子的筛选

(1) 培养皿上会长出蓝色和白色菌落，其中白色菌落为含有重组载体的菌落。

(2) 用枪头挑取单菌落到 10ml 已经加入氨苄的 LB 试管中，过夜培养。

(3) 菌种保存：取 600μl 的上述试管中的菌液于 EP 管，按照体积比 1∶1 加入 600μl 40% 的甘油，轻轻混匀，标记日期，菌种名字，组别。放到 –80℃的冰箱保存。

（五）注意事项

1.转化后的大肠杆菌必须在含有氨苄西林的 LB 培养基中进行培养。

2.IPTG 需用二甲基甲酰胺或二甲基亚砜配制，需用锡纸封裹以防止受光照而破坏，并应存放在 –20℃冰箱中。

3.涂布的时候要涂布均匀。菌液涂皿操作时，应避免反复来回涂布，因为感受态细菌的细胞壁有了变化，过多的机械挤压涂布会使细胞破裂，影响转化率。

（六）问题分析与思考

1.当质粒转化宿主细胞后，涂布氨苄西林平板之前，为什么要在 LB 培养基中培养 1h？

2.如何制备含有抗生素的平板？

3. 在涂布平板时，如何尽量避免外源 DNA 及杂菌的污染？

五、抗性基因异源表达菌株的验证

（一）目的要求

掌握筛选阳性转化子的方法。

（二）实验原理

转化后的全部受体细胞经过适当稀释，涂布在含氨苄西林的平板培养基上培养，只有转化体才能存活，而未转化的受体细胞则因无抵抗氨苄西林的能力而死亡。而在实际克隆过程中，在抗性平板上长出的转化子未必就是阳性转化子，需要在分子水平进一步验证转化子是否携带了正确的重组载体。本实验通过酶切及 PCR 验证转化子是否为阳性转化子。

（三）仪器与材料

1. 实验仪器

电泳仪电源、电泳槽、凝胶成像系统、PCR 仪、恒温水浴锅、电子天平、微波炉、20～200μl 移液枪、1～10μl 移液枪等。

2. 实验材料

(1) 耗材：10μl 白枪头、200μl 黄枪头、1000μl 蓝枪头、1.5mlEP 管等。

(2) 试剂：Sph I、Xba I、质粒提取试剂盒、琼脂糖、TBE 缓冲液、DNA marker、GelRed 核酸染料、DNA 上样缓冲液等。

3. 菌株

转化子。

4. 引物

本实验所用引物对为 H5935–V 和 M13R。H5935–V 的 DNA 序列(5' → 3')：ATGAGCGCAAATGCGGAGAA（ 5' → 3' ），M13R 的 DNA 序 列（ 5' → 3' ）：CAGGAAACAGCTATGACC（ 5' → 3' ）。

（四）操作步骤

1. pMD-CstA 重组质粒的提取

将过夜培养的转化子取 1～2ml 菌液用于质粒的提取，具体提取方法见质粒提取试剂盒中步骤。

2. pMD-CstA 重组质粒的限制性酶切处理

(1) 质粒的双酶切：pMD-CstA 重组质粒进行 Sph I 和 Xba I 酶切，酶切体系为：质粒 8μl，Buffer（10×）1μl，*Sph* I 0.5μl，*Xba* I 0.5μl。37℃水浴 1h。

（2）琼脂糖凝胶电泳：配制 1% 琼脂糖凝胶（含 GelRed 核酸染料），取 5μl 酶切产物上样，琼脂糖凝胶电泳。电泳结束后用凝胶成像系统检测酶切后的条带及其大小。

3. PCR 验证

（1）以提取的重组质粒为模板、以 H5935-V 和 M13R 为引物，在 PCR 管中分别加入无菌水 33μl、DNA 模板 1μl、正向引物 2μl、反向引物 2μl、10×PCR 缓冲液 5μl、Taq DNA 聚合酶 1μl、dNTP 6μl，总体积为 50μl。

（2）反应物混合完全后置于 PCR 仪中，设定温度条件。预变性 97℃，4min；变性 97℃，1min；退火 56℃，1min；延伸 72℃，2min；变性 – 延伸 30 循环；终延伸 72℃，10min。

（3）琼脂糖凝胶电泳检测。配制 1% 琼脂糖凝胶（含 GelRed 核酸染料），取 3～5μl PCR 扩增产物，琼脂糖凝胶电泳。电泳结束后用凝胶成像系统检测 PCR 扩增产物。

（五）注意事项

1. PCR 反应的灵敏度很高，为了防止污染，使用新的、无菌的 PCR 管和枪头，实验操作需戴手套，操作应尽可能在无菌操作台中进行。

2. 设阴性对照：含有模板 DNA 外的所有其他成分。

（六）问题分析与思考

阳性转化子验证方法有哪些？

六、抗性基因的蛋白表达及 SDS-PAGE 检测

（一）目的要求

掌握检测重组蛋白表达的方法。

（二）实验原理

前期实验构建并筛选获得了 CstA 的异源表达菌株（命名为 H5935），在培养 H5935 过程中，*CstA* 基因在 β– 内酰胺酶基因的启动子控制下进行转录表达。本实验在含有氨苄西林的 LB 培养基中培养 H5935，并通过 SDS-PAGE 检测 CstA 蛋白。

（三）仪器与材料

1. 实验仪器

超净工作台、恒温摇床、恒温培养箱、恒温水浴锅、灭菌锅、电子天平、

微波炉、制冰机、电泳仪电源、电泳槽、染色摇床、1～10μl 移液枪、20～200μl 移液枪、1～10μl 移液枪等。

2. 电泳相关溶液的配制

(1) 30% 丙烯酰胺混合溶液（100ml）：丙烯酰胺 29g，双丙烯酰胺 1g，用水溶解定容到 100ml，过滤，4℃保存 1 个月。

(2) 5×Tris– 甘氨酸电泳缓冲液：Tris base 15.1g，甘氨酸 94g，10%SDS（m/V）50ml，ddH$_2$O 定容至 1000ml pH 8.3）。

(3) 2×SDS 凝胶加样缓冲液：1.0mol/L pH 6.8 Tris-Cl，10ml 1.0mol/L 二硫苏糖醇（DTT）20ml，SDS 4g，溴酚蓝 0.2g，甘油 20ml，加水定容至 100ml，于 4℃保存。

(4) 染色液的配制：甲醇或者乙醇 500ml，乙酸 100ml，考马斯亮蓝 R250 2.5g，去离子水补至 1000ml。充分混匀后进行过滤，收集滤液备用。当过滤速度变慢时要更换滤纸，快速过滤完，不可隔夜以免影响染色效果。

(5) 脱色液（1000ml）：甲醇 250ml，乙酸 80ml，去离子水补至 1000ml，混匀，备用。

3. 分子材料

蛋白 Marker。

4. 试验菌株

H5935：表达重组质粒 pMD-CstA 的大肠杆菌 DH5α。

（四）操作步骤

1. 抗性压力条件下培养 H5935

(1) 种子制备：将 H5935 菌落接种于 2ml 含有氨苄的 LB 试管中，37℃振荡过夜培养。

(2) 分别取 2ml 培养液，按照 1% 接种量接种于含有氨苄抗性的 LB 液体三角瓶中。37℃振荡培养 3～4h，培养至 OD 值达到 0.8～1.0 时，将培养液收集到离心管，每分钟 5000～10 000 转，离心 5～10min，倾倒上清液，收集菌体沉淀。

2. SDS-PAGE 检测

(1) 制备 12% 分离胶。

(2) 制备 5% 浓缩胶。

(3) 浓缩胶聚合好后，将制胶装置从基座上取下，放入电泳槽中。

(4) 上下槽均加入新鲜 Tris– 甘氨酸电极缓冲液（至少负极槽使用新鲜电泳缓冲液）。

(5) 小心拔出梳子，若孔间隔离凝胶条倾斜，用小号注射器针头扶正。

(6) 用电泳缓冲液冲洗梳孔。

(7) 样品准备：菌体沉淀中加入 50～100μl 1×SDS 样品缓冲液使之溶解，并沸水浴 3～5min，室温下冷却，每分钟 12 000 转，瞬时离心。

(8) 上样。用微量注射器小心将 15μl 蛋白样品加到样品槽底部。电极缓冲液为 Tris– 甘氨酸电泳缓冲液。留 1 孔加 Marker 标准。加样时间要尽量短，避免样品扩散及边缘效应。

(9) 电泳：开始时电压为 8V/cm 凝胶，染料进入分离胶后，将电压增加到 15V/cm 凝胶，继续电泳，直到溴酚蓝染料带抵达分离胶底部 1cm 距离，断开电源。

(10) 染色。取下凝胶，用至少 5 倍体积的考马斯亮蓝染色液浸泡凝胶，放摇床上室温缓慢旋转 4h 以上，回收染色液。

(11) 脱色：将凝胶浸泡在脱色液中，缓慢摇动 4～8h 脱色。其间换脱色液 3～4 次。直到脱色充分。

（五）注意事项

1. 浓缩胶与分离胶断裂、板间有气泡一般对电泳不会有太大的影响。前者主要原因是拔梳子用力不均匀或过猛所致；后者是由于在解除制胶的夹子后，板未压紧而致空气进入引起的。

2. 按照操作指南使用电泳仪，一定要注意用电安全，不要在关闭之前打开电泳盒盖。

3. 电泳槽在使用完毕后，请盖上上盖。

4. 胶条和加样梳用完后请及时清洗干净，蒸馏水冲洗后并放置于指定的容器内。

5. 玻璃板用后及时用试管刷刷洗后，用蒸馏水冲洗后晾于指定的塑料筐中。

（六）问题分析与思考

1. SDS 在蛋白电泳中的作用是什么？在质粒电泳中又起什么作用？

2. 蛋白电泳在制胶时要注意哪些方面？

3. 比较核酸电泳与蛋白电泳的异同之处。

七、抗性基因异源表达菌株的 MIC 检测

（一）目的要求

准确测定抗性基因异源表达菌株的抗生素 MIC 值。

（二）实验原理

ABC 转运蛋白是细菌耐药外排泵之一，介导抗生素耐药机制（Orelle C, Mathieu K, Jault JM，2019）。ABC 转运蛋白具有相似的保守结构，包括 2 个疏水跨膜结构域（Transmembrane domain, TMD）和 2 个亲水核苷酸结合域（Nucleotide-binding domain, NBD）。革兰阴性菌中 ABC 转运蛋白向外运输药物作用方式如图 3-2 所示。TMD 在细胞膜上形成孔道，通过改变构象识别和转运底物，氨基酸序列变异较大；而 NBD 定位在细胞膜内表面，通过水解 ATP 提供转运能量，具有高度保守性。ABC 转运蛋白一般为同型二聚体蛋白，也可能为异型二聚体。研究发现 ABC 转运蛋白 MacB 是大环内酯类抗生素的底物专一性外排泵，介导肠杆菌的大环内酯耐药性（Kobayashi N, et al, 2001）；教学团队前期从碳青霉烯耐药肠杆菌 POL9 菌株中鉴定了一个 ABC 家族外排泵 CstA，研究表明 CstA 特异性介导碳青霉烯类耐药性。

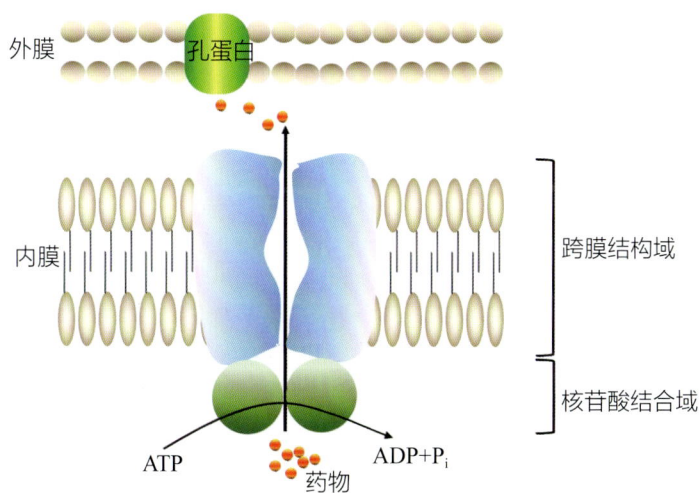

▲ 图 3-2 革兰阴性菌中 ABC 转运蛋白的运行模式图

上述实验通过基因工程技术构建并获得了 *CstA* 基因的异源表达菌株，本实验通过微量液体稀释法测定 H5935 菌株对不同抗生素的 MIC 值，检测 CstA 介导的耐药性。

（三）仪器与材料

1. 实验器材

高压蒸汽灭菌锅、分光光度计（或酶标仪）、试管、接种环、移液器、96 孔板、培养箱、三角烧瓶、内径 90mm 平皿等常用玻璃器皿。

2. 材料与试剂

美罗培南、亚胺培南、厄他培南、头孢克肟、多黏菌素、卡那霉素、氟苯尼考、红霉素、环丙沙星、四环素、酵母提取物、胰蛋白胨、氯化钠、琼脂粉。

3. 试验菌株

大肠杆菌 H5935 菌株、大肠杆菌 ATCC25922。

（四）操作步骤

1. 抗生素母液的制备

抗生素母液浓度及其溶剂见下表。表 3–1 中所用试剂均需 0.22μm 无菌滤膜过滤除菌（过滤膜应区分有机系和水系）。配制好的抗生素母液应储存于 –20℃冰箱。

表 3–1　抗生素母液浓度及其溶剂			
中文名称	英文名称	母液（mg/ml）	溶　剂
美罗培南	Meropenem	25.6	CH_3OH
厄他培南	Ertapenem	25.6	H_2O
亚胺培南	Imipenem	25.6	H_2O
多黏菌素	Polymyxin	51.2	H_2O
头孢克肟	Cefixime	51.2	DMSO
卡那霉素	Kanamycin	51.2	H_2O
氟苯尼考	Florfenicol	51.2	DMF
红霉素	Erythromycin	51.2	CH_3OH
环丙沙星	Ciprofloxacin	51.2	H_2O
四环素	Tetracycline	25.6	H_2O

2. 培养基的制备

H5935 菌株在 LB 液体培养基中生长良好。在测试抗生素对 H5935 菌株的

MIC 值时采用 LB 液体培养基。

LB 液体培养基：酵母提取物（yeast extract）0.5%，胰蛋白胨（tryptone）1%，氯化钠 1%，121℃高压蒸汽灭菌 25min。

LA 固体培养基：酵母提取物 0.5%，胰蛋白胨 1%，氯化钠 1%，琼脂粉 2%，121℃高压蒸汽灭菌 25min。

3. H5935 菌株的培养

(1) H5935 菌株的活化：将 H5935 菌株从 −80℃冰箱取出，划线接种于 LA 固体培养基平板上（无菌操作），37℃过夜培养。

(2) H5935 菌株的二次活化：挑取单个菌落接种到 2ml 的 LB 液体培养基中（无菌操作），37℃，每分钟 200 转，过夜培养。

(3) H5935 菌株的三次活化：将二次活化 H5935 菌株接种到 10ml 的 LB 液体培养基中（无菌操作），37℃，每分钟 200 转培养至 OD 值为 0.6～0.8。

4. H5935 菌株的抗生素 MIC 测定

(1) H5935 菌株悬液的制备：用 0.85% 灭菌生理盐水将活化的处于对数生长期的 H5935 菌株稀释 100 倍（无菌操作），稀释后每毫升菌液中含菌（1～2）$\times 10^6$。

(2) 稀释抗生素：将抗生素母液浓度稀释至 512μg/ml（无菌操作），备用。

(3) 加 LB：取无菌 96 孔板，在生物安全柜或超净工作台中向 96 孔板的每一个孔里都加入 100μl 的 LB 液体培养基。

(4) 二倍法稀释抗生素：在生物安全柜或超净工作台中向 96 孔板的第一排第一孔加入 100μl 稀释好的抗生素 A（浓度为 512μg/ml），充分混匀，吸取 100μl 加入第二孔，以此类推，从第二孔吸取 100μl 加入第三孔，直至第八孔，吸取最后一孔中的 100μl 弃去。此时，每孔抗生素 A 的浓度从左至右依次为：256μg/ml，128μg/ml，64μg/ml，32μg/ml，16μg/ml，8μg/ml，4μg/ml，2μg/ml。

(5) 加 H5935 菌液：无菌操作，向每孔中分别加入 100μl 稀释好的菌液，此时药物终浓度从左至右分别是：128μg/ml，64μg/ml，32μg/ml，16μg/ml，8μg/ml，4μg/ml，2μg/ml，1μg/ml。

(6) 设置阳性、阴性对照：在同一 96 孔板的 G 排做一排阴性对照（仅加入抗生素和 LB 液体培养基，不加菌液），在 H 排做阳性对照（仅加入 LB 液体培养基和菌液，不加抗生素）。

(7) 过夜培养：将 96 孔板放入 28℃摇床过夜培养 16～20h。

(8) 结果判断：测定 OD_{600} 处的吸光度。与阳性对照相比，在小孔内完全抑制细菌生长的最低抗生素浓度作为该抗生素的 MIC 值。

注：以大肠杆菌 ATCC25922 标准菌株作为质控菌株，药敏判断标准参照 CLSI、EUCAST 指南。

5. 结果展示

实验所用 H5935 菌株的抗生素 MIC 如下表 3-2 所示（刘亚豫，2023）。

表 3-2 H5935 菌株对不同抗生素的 MIC（单位：µg/ml）							
菌　株	头孢克肟	美罗培南	多黏菌素	卡那霉素	氟苯尼考	环丙沙星	四环素
H5935	<2	128	<2	4	4	<2	<2

（五）注意事项

1. 每次实验时应用大肠杆菌 ATCC25922 标准菌株在同一实验条件下进行测定。

2. 二倍稀释法稀释抗生素时，要注意混匀和更换枪头。

3. 用移液器吸取药液时，不能有气泡，枪头要伸进液体里面，而且要慢。

4. 测定 OD_{600} 处的吸光度时，要注意混匀后再测定。

（六）问题分析与思考

1. 除了微量液体稀释法，还有哪些方法可用于测定抗生素的 MIC？

2. 请根据 MIC_{100}、MIC_{90}、MIC_{50} 的定义，判断本实验测定的是 MIC_{100}、MIC_{90} 或 MIC_{50}？

（付加芳　史国普）

参考文献

[1] Kobayashi N, Nishino K, Yamaguchi A. Novel macrolide-specific ABC-type efflux transporter in Escherichia coli[J]. J Bacteriol, 2001, 183(19):5639-5644.

[2] Orelle C, Mathieu K, Jault JM. Multidrug ABC transporters in bacteria[J]. Res Microbiol, 2019, 170(8):381-391.

[3] 刘亚豫. 多重耐药菌株中外排泵基因介导的抗生素耐药性研究 [D]. 山东第一医科大学，2023.

第 4 章　耐药细菌的抑制药筛选

一、实验简介

碳青霉烯耐药肠杆菌科细菌（carbapenem-resistant enterobacteriaceae，CRE）是一类对亚胺培南、美罗培南等碳青霉烯类抗菌药物不敏感的细菌。当前，CRE 感染是住院患者的重大威胁，严重威胁了全球人类的健康。住院患者 CRE 感染的检出率逐年攀升，而新抗菌药物的开发进度日益缓慢。

因 CRE 感染的难治性及高致死率，国内外临床指南均推荐采用联合用药方案治疗 CRE 感染。已有研究表明联合使用碳青霉烯酶抑制药可以治疗由碳青霉烯酶导致的 CRE 感染，如美罗培南 / 法硼巴坦和亚胺培南 – 西司他丁 / 雷利巴坦。另外，抗生素联合使用外排泵抑制药也被认为是治疗由外排泵介导的耐药菌感染的有效策略。

CstA 是碳青霉烯耐药肠杆菌 POL9 菌株中的碳青霉烯底物专一性的 ABC 家族外排泵，本研究以 CstA 为靶点，从中药单体化合物库中筛选 CstA 的外排泵抑制药，并验证抑制药联合美罗培南治疗 CRE 感染的急性腹膜炎小鼠的效果。本研究先检测 CstA 异源表达菌株的 MIC 并分析常规外排泵抑制药对异源表达菌株抗生素 MIC 的影响；然后从中药化合物库筛选外排泵 CstA 的抑制药，并通过体外实验探讨 CstA 抑制药联合美罗培南的杀菌效果；最后建立致死型急性腹膜炎小鼠模型，通过联合使用美罗培南和中药化合物抑制药，检测联合用药后急性腹膜炎小鼠存活率、临床评分及各脏器载菌量。

通过上述系列实验的学习，学生了解如何建立模型从中药化合物库筛选抗生素耐药蛋白的抑制药，掌握如何研究联合用药的体外杀菌效果及体内治疗效果。实验参考流程图见图 4-1 所示。

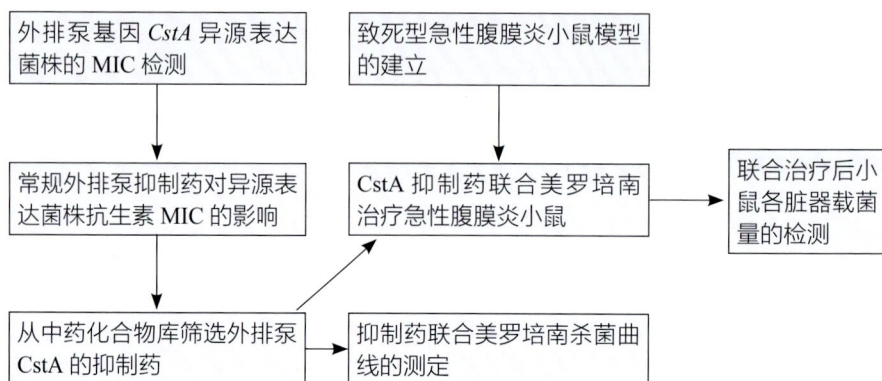

▲ 图 4-1　实验流程图

二、常规外排泵抑制药对 H5935 菌株抗生素 MIC 的影响

（一）目的要求

1. 了解常规外排泵抑制药种类及其作用原理。

2. 学会如何分析外排泵抑制药对抗生素 MIC 的影响。

（二）实验原理

随着抗生素在临床上的广泛应用，细菌对抗生素也产生了耐药性，细菌耐药机制多样，其中依赖外排泵的主动外排是细菌的主要耐药机制之一。外排泵的过度表达使抗生素外排增加，使细菌胞内抗生素浓度下降，从而降低临床疗效。外排泵抑制药可抑制耐药细菌对抗生素的外排，恢复其对抗生素的敏感性，进而提高其对耐药细菌的临床治疗效果。

依据药物外排机制，外排泵系统分为 ATP 水解能驱动型和跨膜质子梯度能驱动型两大类。常用外排泵抑制药，包括利血平（Reserpine, RES）、维拉帕米（Verapamil, VER）、羰基氰化物间氯苯腙（Carbonyl Cyanidem-Chlorophenyl, CCCP）、N– 甲基吡咯烷酮（1-Methyl-2-Pyrrolidinone, NMP）。NMP 和 RES 是 ATP 水解能驱动型外排泵抑制药。VER 是钙通道阻滞药。CCCP 为质子动力解耦联药，抑制质子梯度外排泵的外排作用。本实验通过微量液体稀释法测定 NMP、RES、VER 和 CCCP 对 H5935 菌株（*CstA* 基因的异源表达菌株）抗生素 MIC 的影响。

（三）仪器与材料

1. 实验器材

高压蒸汽灭菌锅、分光光度计（或酶标仪）、试管、接种环、移液器、96 孔板、培养箱、三角烧瓶、内径 90mm 平皿等常用玻璃器皿。

2. 材料与试剂

NMP、RES、VER、CCCP、美罗培南、亚胺培南、厄他培南、头孢克肟、多黏菌素、卡那霉素、氟苯尼考、红霉素、环丙沙星、四环素、酵母提取物、胰蛋白胨、氯化钠、琼脂粉。

3. 试验菌株

大肠杆菌 H5935 菌株（*CstA* 基因的异源表达菌株）、大肠杆菌 ATCC25922、大肠杆菌 DH5α。

（四）操作步骤

1. 外排泵抑制药溶液的制备

本实验所用外排泵抑制药配制见下表 4-1。表中所用试剂均需 0.22μm 无菌滤膜过滤除菌（过滤膜应区分有机系和水系）。所有试剂均需 –20℃冰箱保存。

表 4-1　外排泵抑制药浓度及其溶剂				
中文名称	英文名称	缩写	母液（mg/ml）	溶剂
利血平	Reserpine	RES	16	$CHCL_3$
维拉帕米	Verapami	VER	16	H_2O
羰基氰化物间氯苯腙	Carbonyl Cyanidem-Chlorophenyl	CCCP	5	DMSO
N– 甲基吡咯烷酮	N-Methyl-2-pyrrolidinone	NMP	100	H_2O

2. 抗生素母液的制备

抗生素母液浓度及其溶剂见表 1-1。表中所用试剂均需 0.22μm 无菌滤膜过滤除菌（过滤膜应区分有机系和水系）。配制好的抗生素母液应储存于 –20℃冰箱。

3. 外排泵抑制药的最高供试浓度

测定 NMP、RES、VER 和 CCCP 对 H5935 菌株抗生素 MIC 的影响前，需要先确定 NMP、RES、VER 和 CCCP 的使用浓度，方法如下。

(1) DH5α（H5935 菌株的出发菌株）的活化：将 DH5α 菌株从 –80℃冰箱取出，划线接种于 LA 平板上（无菌操作），37℃过夜培养。

(2) DH5α 的二次活化：挑取单个菌落接种到 2ml 的 LB 液体培养基中（无菌操作），37℃，每分钟 200 转过夜培养。

(3) DH5α 菌株的三次活化：将二次活化 DH5α 菌株接种到 10ml 的 LB 液体培养基中（无菌操作），37℃，每分钟 200 转培养至 OD 值为 0.6～0.8。

注：H5935 菌株、大肠杆菌 ATCC25922 的活化，采用同样步骤。

(4) 菌悬液的配制：将三次活化的 DH5α 用 0.85% 生理盐水稀释 100 倍，即得到约含菌数（1～2）×10^6 的菌液，备用。

(5) 稀释外排泵抑制药：将抑制药母液浓度稀释至 64μg/ml，备用。

(6) LB 的加取：在超净工作台里无菌操作将 96 孔板的每一个孔里都加入 100μl 的 LB 液体培养基。

(7) 抑制药的加取：在第一孔加入配好的抑制药（如 NMP，浓度为 64μg/ml）100μl，然后对药物进行二倍稀释法。即，第一孔加入药液后用移液枪吹打（至少三次）是充分混匀，然后吸取 100μl 加入第二孔，以此类推，从第二孔吸取 100μl 加入第三孔，照此重复直至第八孔，最后一孔吸取 100μl 弃去。此时，每孔药物浓度从左至右依次为 32μg/ml、16μg/ml、8μg/ml、4μg/ml、2μg/ml、1μg/ml、0.5μg/ml、0.25μg/ml。

(8) DH5α 的加取：向每孔中分别加入 100μl 稀释好的 DH5α 菌悬液，此时药物终浓度从左至右分别是 16μg/ml、8μg/ml、4μg/ml、2μg/ml、1μg/ml、0.5μg/ml、0.25μg/ml、0.125μg/ml。

(9) 设置对照：在同一块板的九孔做阳性对照（仅加 DH5α 和 LB）。

(10) 培养：将 96 孔板放入 37℃恒温培养箱过夜培养 16～20h。

(11) 测定在波长 OD$_{600}$ 处的吸光度值，分析结果，确定不影响 DH5α 菌株正常生长的外排泵抑制药浓度。

4. 外排泵抑制药对抗生素 MIC 的影响

(1) LB 的加取：在超净工作台里，无菌操作向 96 孔板的每孔里加入 100μl 的 LB 液体培养基。

(2) 抗生素的加取（以美罗培南为例）：在超净工作台里，无菌操作在第一孔加入 100μl 浓度为 512μg/ml 的美罗培南，然后对美罗培南进行 2 倍稀释。即，第一孔加入美罗培南后用移液枪吹打（至少 3 次）充分混匀，然后吸取 100μl 加入第二孔，以此类推，从第二孔吸取 100μl 加入第三孔，照此重复直至第七孔，最后一孔吸取 100μl 弃去。此时，每孔美罗培南浓度从左至右依次为 256μg/ml、

128μg/ml、64μg/ml、32μg/ml、16μg/ml、8μg/ml、4μg/ml。

(3) 抑制药的加取：向每孔加入 20μl 外排泵抑制药（浓度为不影响 DH5α 菌株正常生长的外排泵抑制药浓度）。

(4) H5935 菌株的加取：向每孔中分别加入稀释好的 100μl H5935 菌株，此时美罗培南终浓度从左至右分别是 128μg/ml、64μg/ml、32μg/ml、16μg/ml、8μg/ml、4μg/ml、2μg/ml。

(5) 设置 2 组对照：一组仅加 LB 和 H5935 菌株；另一组仅加 LB、抑制药和 H5935 菌株。

(6) 培养：将 96 孔板放入 37℃恒温培养箱过夜培养 16～20h。

(7) 测定在波长 OD_{600} 处的吸光度，分析结果。

5. 结果展示

常用抑制药 CCCP、利血平、维拉帕米和 N- 甲基吡咯烷酮对 H5935 菌株的抗生素 MIC 的影响如表 4-2 所示（刘亚豫，2023）。

表 4-2 常用外排泵抑制药对 H5935 菌株美罗培南 MIC 的影响（单位：μg/ml）

菌　　株	无抑制药	CCCP	利血平	维拉帕米	N- 甲基吡咯烷酮
H5935	128	128	128	128	4
DH5α	<2	<2	<2	<2	<2

*. 以大肠杆菌 ATCC25922 标准菌株作为质控菌株，药敏判断标准参照 CLSI、EUCAST 指南

（五）注意事项

1. 每次实验时应用大肠杆菌 ATCC25922 标准菌株在同一实验条件下进行测定。

2. 二倍稀释法稀释抗生素时，要注意混匀和更换枪头。

3. 用移液器吸取药液时，不能有气泡，枪头要伸进液体里面，而且要慢。

4. 测定 OD_{600} 处的吸光度时，要注意混匀后再测定。

（六）问题分析与思考

1. 根据 MIC 的结果，如何判定外排泵抑制药对 H5935 菌株抗生素 MIC 有影响？

2. 根据 MIC 的结果，你认为 CstA 是什么类型的外排泵？是 ATP 驱动型还是质子驱动型？

三、从中药化合物库筛选外排泵 CstA 的抑制药

（一）目的要求

1. 学习并掌握从中药活性单体化合物库中筛选外排泵抑制药的模型及其原理。

2. 掌握从中药活性单体化合物库中筛选外排泵抑制药的常规操作。

（二）实验原理

碳青霉烯耐药肠杆菌科细菌（carbapenem-resistant enterobacteriaceae，CRE）是一类对亚胺培南、美罗培南等碳青霉烯类抗菌药物不敏感的细菌。碳青霉烯耐药肠杆菌科现已升格为肠杆菌目，CRE 菌株以肺炎克雷伯菌、大肠杆菌最为常见。CRE 菌株对碳青霉烯类抗生素耐药的主要机制包括产碳青霉烯酶、外膜蛋白的突变或缺失、青霉素结合蛋白（penicillin binding protein，PBP）的突变、多重耐药外排泵的高表达。当前，CRE 感染是住院患者的重大威胁，严重威胁了全球人类的健康。住院患者 CRE 感染的检出率逐年攀升，而新抗菌药物的开发进度日益缓慢。

因 CRE 感染的难治性及高致死率，国内外临床指南均推荐采用联合用药方案治疗 CRE 感染。产碳青霉烯酶是 CRE 最主要的耐药机制，已有研究表明联合使用碳青霉烯酶抑制药可以治疗由碳青霉烯酶导致的 CRE 感染，如美罗培南 / 法硼巴坦和亚胺培南 – 西司他丁 / 雷利巴坦。研究表明加入药物外排泵抑制药能够降低细菌对碳青霉烯类药物的耐药性，抗生素联合使用外排泵抑制药也被认为是治疗由外排泵介导的耐药菌感染的有效策略。教学团队前期研究表明 CstA 为碳青霉烯专一性外排泵，中药单体化合物 α– 侧柏酮可有效逆转 CstA 介导的耐药。本研究以 CstA 异源表达菌株为材料，从中药单体化合物库中筛选 CstA 的抑制药，筛选模型如图 4-2 所示。

（三）仪器与材料

1. 实验器材

高压蒸汽灭菌锅、分光光度计（或酶标仪）、试管、接种环、移液器、96 孔板、培养箱、三角烧瓶、内径 90mm 平皿等常用玻璃器皿。

2. 材料与试剂

美罗培南、中药单体化合物库（含 α– 侧柏酮、9– 氨基吖啶和对羟基苯甲

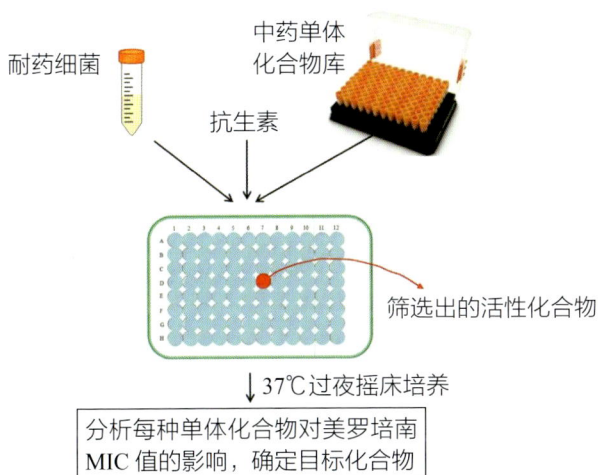

▲ 图 4-2　从中药化合物库中筛选外排泵抑制药示意

醛）、酵母提取物、胰蛋白胨、氯化钠、琼脂粉。

3.试验菌株

大肠杆菌 H5935 菌株（CstA 异源表达菌株）。

（四）实验步骤

1.中药单体化合物的预处理

使用之前先将中药单体化合物的冻存管取出，4℃离心，每分钟 3000 转、10min，避免液体黏附于冻存管壁上或盖子缝隙中。根据中药单体化合物的储存液浓度取出适量用 LB 液体培养基稀释至 100μ mol/L，-20℃保存备用。剩下的中药单体化合物包装好，-80℃保存，避免反复冻融。

2.中药单体化合物的初筛

(1) H5935 菌株的活化：将 H5935 菌株从 -80℃冰箱取出，划线于 LA 固体平板，37℃倒置过夜培养；用接种环挑取单菌落接种于 LB 液体培养基中，37℃、每分钟 220 转，恒温摇床过夜培养；将二次活化 H5935 菌株接种到 10ml 的 LB 液体培养基中（无菌操作），37℃，每分钟 200 转，培养至 OD 值为 0.6~0.8，含菌（1~2）× 10^8 CFU/ml。

(2) 菌悬液的配制：用 0.85% 无菌生理盐水对活化好的 H5935 菌株进行稀释，稀释 100 倍，即得到约含菌数（1~2）× 10^6 的菌液，备用。

(3) LB 的加取：在超净工作台，无菌操作向 96 孔板的每孔里加入 100μl 的

LB 液体培养基。

(4) 美罗培南的加取：无菌操作向第 1 孔加入美罗培南 100μl（浓度为 64μg/ml），然后对美罗培南进行二倍稀释。美罗培南浓度从左至右依次为：32μg/ml，16μg/ml，8μg/ml，4μg/ml。

(5) 中药单体化合物的加取：从 -20℃取出 100μm 中药单体化合物，室温溶解，振荡混匀后立即无菌操作向每孔中分别加入 50μl 的 100μm 中药单体化合物。

(6) H5935 菌株的加取：无菌操作向每孔中分别加入稀释好的菌液 50μl。此时，每孔美罗培南终浓度从左至右依次为：16μg/ml，8μg/ml，4.2μg/ml，中药单体化合物的终浓度为 25μmol/L。

(7) 设置 2 组对照：一组仅加 LB 和菌液 H5935；另一组仅加 LB，H5935 菌株和中药单体化合物。

(8) 将 96 孔板放入 37℃恒温摇床培养 12～16h，观察结果。

3. 中药单体化合物的复筛

将初筛得到的中药单体化合物（以 α- 侧柏酮等为例）采用和初筛相同的实验方法，设置中药单体化合物浓度为 25μmol/L、15μmol/L 和 5μmol/L，检测不同浓度下中药单体化合物对 H5935 菌株美罗培南 MIC 的影响。

4. 结果展示

中药化合物 α- 侧柏酮、9- 氨基吖啶和对羟基苯甲醛对 H5935 菌株的美罗培南 MIC 的影响如表 4-3 所示（刘亚豫，2023）。

表 4-3　中药化合物对 H5935 菌株美罗培南 MIC 的影响（单位：μmol/L）

化合物	低浓度(5μmol/L)	中浓度(15μmol/L)	高浓度(25μmol/L)	无抑制药
α- 侧柏酮	8	4	4	128
9- 氨基吖啶	16	16	16	128
对羟基苯甲醛	16	16	8	128

（五）注意事项

1. 中药单体化合物使用之前先离心后再打开盖子，避免液体黏附于壁上或盖子缝隙中。

2. 二倍稀释法稀释抗生素时，要注意混匀和更换枪头。

3. 用移液器吸取药液时，不能有气泡，枪头要伸进液体里面，而且要慢。

4. 96 孔板要振荡培养，防止菌体沉淀，影响实验结果的判定。

5. 测定 OD_{600} 处的吸光度时，要注意混匀后再测定。

（六）问题分析与思考

1. 碳青霉烯类抗生素的耐药机制有哪些？

2. 如何判定筛选出的化合物是 CstA 的抑制药？

3. 你认为本次实验方法适合哪些方面的研究工作？

四、抑制药联合美罗培南的时间 – 杀菌曲线测定

（一）目的要求

准确测定抑制药 α– 侧柏酮联合美罗培南的时间 – 杀菌曲线。

（二）实验原理

时间 – 杀菌曲线是指在一定浓度的抗生素 –LB 液体培养基中过夜培养细菌，根据时间（横坐标）和菌落数（纵坐标）得出的抗生素的时间 – 杀菌曲线，可用于评价抗生素杀菌效力的强弱。

为研究 CstA 抑制药联合美罗培南体外杀菌曲线特点，本实验采用菌落计数法测定 CstA 抑制药、美罗培南及 CstA 抑制药联合美罗培南的体外杀菌曲线，以检测 CstA 抑制药联合美罗培南的体外杀菌效果。

（三）仪器与材料

1. 实验器材

高压蒸汽灭菌锅、试管、接种环、移液器、96 孔板、培养箱、三角烧瓶、内径 90mm 平皿等常用玻璃器皿。

2. 材料与试剂

美罗培南、CstA 抑制药（α– 侧柏酮）、酵母提取物、胰蛋白胨、氯化钠、琼脂粉。

3. 试验菌株

大肠杆菌 H5935 菌株。

（四）操作步骤

1. H5935 菌株的活化

(1) H5935 菌株的活化：将 H5935 菌株从 –80℃冰箱取出，划线接种于 LA 固体培养基平板上（无菌操作），37℃过夜培养。

(2) H5935 菌株的二次活化：挑取单个菌落接种到 2ml 的 LB 液体培养基中（无菌操作），37℃，每分钟 200 转过夜培养。

(3) H5935 菌株的三次活化：将二次活化 H5935 菌株接种到 50ml 的 LB 液体培养基中（无菌操作），37℃，每分钟 200 转培养至 OD 值为 0.6～0.8，随后分成 4 组，每组 10ml。

2. 中药单体化合物的预处理

使用之前先将中药单体化合物的冻存管取出，4℃离心，每分钟 3000 转、10min，避免液体黏附于壁上或盖子缝隙中。根据中药单体化合物的初始浓度取出适量用 LB 液体培养基稀释至中间浓度 100μmol/L，–20℃保存备用。剩下的化合物包装好，–80℃保存，避免反复冻融。

3. 实验体系及分组

对照组：取 10ml 菌悬液加入 15ml 离心管中，此管中既不含美罗培南也不含潜在的外排泵抑制药。

美罗培南组：取 10ml 菌悬液加入 15ml 离心管中，随后加入美罗培南使其终浓度为 32mg/L。

抑制药组：取 10ml 菌悬液加入 15ml 离心管中，随后加入 CstA 抑制药使其终浓度为：15μmol/L。

联合组：取 10ml 菌悬液加入 15ml 离心管中，随后加入美罗培南和 CstA 抑制药使其终浓度分别为 32mg/L 和 15μmol/L。

4. 时间对杀菌效果的测定

(1) 上述 4 组体系分别置于 37℃，每分钟 220 转，摇床培养 0.5h、1h、2h、4h、6h、8h。

(2) 涂板：培养 1h、2h、4h、6h、8h 后，分别取 100μl 菌液，梯度稀释后取 200μl 涂布与 LA 固体培养基上，37℃倒置过夜培养，次日进行细菌菌落计数。

(3) 菌落计数：算出同一稀释度的 3 个平板上的平均菌落数，一般取菌落数在 30～300 个的平板进行计数，以连续 3 个稀释度中第 2 个稀释度平板菌落数在 50 个左右最好。

(4) 杀菌曲线：根据菌落计数绘制时间 – 杀菌曲线。

5. 结果展示

中药化合物 α– 侧柏酮联合美罗培南对 H5935 菌株的时间 – 杀菌效果如表 4–4 所示（刘亚豫，2023）。

时间（min）	菌落数 /ml（×10⁶）			
	对照组	美罗培南组	抑制药组	联合组
0	189 ± 23	206 ± 18	201 ± 19	195 ± 21
60	238 ± 26	31 ± 3.11	205 ± 42	0.74 ± 0.36
120	330 ± 31	20 ± 2.42	122 ± 35	0.31 ± 0.17
180	420 ± 39	8.74 ± 0.19	83 ± 8.11	0 ± 0.00
240	772 ± 80	5.15 ± 0.43	41 ± 2.19	0 ± 0.00
300	1093 ± 210	3.12 ± 0.13	44 ± 6.24	0 ± 0.00

表 4–4　美罗培南联合 α – 侧柏酮的时间 – 杀菌曲线（单位：CFU）

（五）注意事项

1. H5935 菌株培养到 OD 值为 0.6～0.8 时进行分装，然后再用药物处理，以减小由于菌量差异而引起的误差。

2. 涂布平板时，要涂布均匀，防止形成菌苔影响计数。

（六）问题分析与思考

1. 根据实验结果，分析美罗培南的时间 – 杀菌曲线。

2. 根据实验结果，分析抑制药如何影响美罗培南的杀菌速度。

五、致死型急性腹膜炎小鼠模型的建立

（一）目的要求

掌握致死型急性腹膜炎小鼠模型建立的方法及其常规操作。

（二）实验原理

急性腹膜炎是临床上腹部手术、创伤，以及感染等引起的常见并发症，可引起机体多系统衰竭，出现呼吸窘迫综合征，播散性血管内凝血而导致死亡。为了对抗生素的疗效进行分析，常建立急性腹膜炎动物模型，再进行相关疗效研究，为临床治疗提供理论依据和实验基础。急性腹膜炎动物模型常用三种方法，包括大肠杆菌致小鼠急性细菌性腹膜炎模型、冰醋酸致小鼠实验性腹膜炎模型，以及肠球菌小鼠毒力相关性腹膜炎模型。

细菌性腹膜炎是临床上常见的细菌感染，由于抗生素的广泛使用和细菌耐

药性的产生，其死亡率仍达 20%～40%。临床上碳青霉烯耐药肠杆菌科细菌感染的形势越来越严重，其中碳青霉烯耐药大肠杆菌是主要的病原菌之一。本研究以 *CstA* 基因异源表达大肠杆菌作为病原菌，建立致死型急性腹膜炎小鼠模型，以分析 CstA 抑制药联合美罗培南对 CRE 感染的疗效。

（三）材料与试剂

1. 试剂及耗材

1ml 一次性真空采血管、1ml 注射器、接种环、PBS 缓冲液、酵母提取物、胰蛋白胨、氯化钠、琼脂粉、0.9% 无菌生理盐水。

2. 实验动物

无特定病原体（specific pathogen free，SPF）级雌性 ICR 小鼠（6～8 周）。

3. 试验菌株

大肠杆菌 H5935 菌株。

（四）操作步骤

1. 动物实验伦理教育

实验开始前进行动物实验伦理教育，向学生展示经过伦理委员会审批的"实验动物伦理审查审批件"。教育学生知晓生命科学发展造福人类但不唯人类而存在，动物实验是实验动物替代人类的过程，我们应积极推行"3R"原则，合理、人道地利用实验动物，充分考虑动物的利益，善待动物，防止或减少动物的应激、痛苦和伤害，尊重动物生命，制止针对动物的野蛮行为、采取痛苦最少的方法处置动物。向学生强调：不得虐待、戏弄实验动物，尽量减少不良刺激，避免一切对动物非必需的伤害和痛苦。

2. 最小致死菌量的检测

(1) H5935 菌株悬液的配制。将试验菌株 H5935 菌株从 –80℃冰箱取出，挑取菌株接种于 LB 固体培养基上，37℃恒温培养箱中过夜培养。挑取单个菌落接种于 LB 液体培养基中，过夜培养后转接至新鲜 LB 液体培养基培养至 OD_{600} 约为 1.1。将菌悬液用无菌 PBS 稀释至浓度为 6×10^8/ml、5×10^8/ml、3×10^8/ml、2.8×10^8/ml、2.4×10^8/ml、2.0×10^8/ml，每个稀释度留取 10ml 备用。

(2) 实验分组。将 ICR 小鼠分成 7 组，每组 6 只。第 1～6 组为实验组，第 7 组为对照组，分组后将小鼠分别放入饲养笼，笼上标记组号。第 1 组小鼠 6 只，腹腔注射 H5935 菌株浓度为 1.5×10^9 CFU/ml，注射体积为 0.4ml，相当于菌落数 6×10^8 CFU；第 2 组小鼠 6 只，腹腔注射 H5935 菌株浓度为 1.25×10^9 CFU/ml，注射体积 0.4ml，相当于菌落数 5×10^8CFU；第 3 组小鼠 6 只，腹腔注射 H5935 菌株浓度为 1×10^9CFU/ml，注射体积为 0.4ml，相当于菌落数 4×10^8CFU；第 4 组小鼠 6 只，腹腔注射 H5935 菌株浓度为 7×10^8CFU/ml，注射体积为 0.4ml，相当于菌落数 2.8×10^8CFU；第 5 组小鼠 6 只，腹腔注射 H5935 菌株浓度为 6×10^8CFU/ml，注射体积为 0.4ml，相当于菌落数 2.4×10^8CFU；第 6 组小鼠 6 只，腹腔注射 H5935 菌株浓度为 5×10^8CFU/ml，注射体积为 0.4ml，相当于菌落数 2.0×10^8CFU；第 7 组小鼠 6 只，腹腔注射 0.9% 生理盐水，注射体积为 0.4ml，此组作为空白对照组。

(3) 腹腔注射感染。在小鼠感染 72h 内进一步观察小鼠的生存状态，感染后小鼠出现嗜睡、毛囊勃起、眼周渗出物、腹泻、震颤、呼吸窘迫。每只小鼠出现一种以上临床表现的记为 1 分，出现两种以上临床表现的记为 2 分，引起同一组小鼠 72h 内＞50% 小鼠临床表现≥3 分的剂量为最低致死剂量。将此剂量作为下一步实验的接种剂量。

3. 小鼠腹腔感染模型的建立方法

(1) 将 ICR 小鼠适应性饲养 1 周，小鼠在实验前 12h 禁食，饮水自由；腹腔注射最小致死剂量的 H5935 菌液，注射体积为 0.4ml。腹腔注射 0.4ml 的无菌生理盐水作为对照。

(2) 感染后同一组小鼠 72h 内＞50% 小鼠临床表现≥3，且死亡时间距离感染时间＞12h，动物脏器出现炎症损伤、坏死，血液黏稠、暗红。表示小鼠腹腔感染模型建立成功。

4. 动物处理

(1) 实验结束时继续喂养存活小鼠，并给予抗感染治疗。

(2) 妥善收集死亡小鼠的尸体，放置超低温冰箱储存，由学校统一处理。

（五）注意事项

1. 菌液达到指定 OD 值时，用 0.9% 生理盐水稀释后即刻注射。

2. 小鼠在实验 12h 前禁食，饮水自由。

3. 小鼠临床表现震颤与呼吸麻痹注意区分。

4. 小鼠建模浓度应该低于最低致死剂量。

5. 小鼠建模成功指标：临床表现评分≥3；解剖发现组织有或没有暗红，血液黏稠。

（六）问题分析与思考

1. 什么是致死型急性腹膜炎？

2. 致死型急性腹膜炎小鼠模型有哪些用途？

六、CstA 抑制药联合美罗培南治疗急性腹膜炎小鼠

（一）目的要求

1. 掌握致死型急性腹膜炎小鼠给药方法及常规操作。

2. 掌握临床表现评分的方法。

（二）实验原理

小鼠急性细菌性腹膜炎模型是评价药物疗效的经典方法。细菌性急性腹膜炎小鼠出现嗜睡，毛囊勃起，眼周渗出物，腹泻，震颤，呼吸窘迫现象，每只小鼠出现一种上述临床表现记为 1 分，共计 6 分。致死型急性细菌性腹膜炎小鼠，在感染 72h 内＞50% 小鼠临床表现≥3，且死亡时间距离模型建立时间＞12h，动物脏器出现炎症损伤、坏死，血液黏稠、暗红现象。

前期实验以大肠杆菌 H5935 作为病原菌，建立了致死型急性细菌性腹膜炎小鼠模型，本研究通过该模型分析 CstA 抑制药联合美罗培南对 *CstA* 基因异源表达大肠杆菌感染的疗效。

（三）材料与试剂

1. 试剂及耗材

美罗培南、CstA 抑制药（α- 侧柏酮）、1ml 一次性真空采血管、1ml 注射器。

2. 实验动物

无特定病原体（SPF）级雌性 ICR 小鼠（6～8 周）。

3. 试验菌株

大肠杆菌 H5935 菌株。

（四）操作步骤

1. 小鼠腹腔感染模型的建立

按照实验五中的方法建立致死型细菌性急性腹膜炎小鼠模型。

2. 给药治疗

(1) 动物分组：将 24 只小鼠随机分成 4 组，分别为对照组、美罗培南组、化合物 [CstA 抑制药 α- 侧柏酮] 组、联合用药组，每组 6 只小鼠，腹腔注射最

小致死菌量。

(2) 药物治疗：小鼠建立腹腔感染模型成功后，3h 开始给予药物治疗，美罗培南组给予腹腔注射 0.1ml 美罗培南(14.25mg/kg)，化合物组给予腹腔注射 0.1ml 化合物（2.665mg/kg），联合用药组给予腹腔注射 0.1ml 美罗培南（14.25mg/kg）和 0.1ml 化合物（2.665mg/kg），对照组注射无菌生理盐水。

(3) 治疗周期：每天给药 1 次，持续给药 3 天并观察每组小鼠的生存情况。

3. 临床表现评分

临床表现评分作为小鼠腹腔感染治疗指标包括嗜睡、毛囊勃起、眼周渗出物、腹泻、震颤、呼吸窘迫 6 项。一种临床症状记录为 1 分，累计每只小鼠出现的临床症状。分别记录感染后 1h、感染后 3h、治疗 24h、治疗 48h、治疗 72h 时各组小鼠临床表现评分。

4. 小鼠生存情况观察

分别记录感染后 1h、感染后 3h、治疗 24h、治疗 48h、治疗 72h 时各组小鼠生存情况，绘制每组小鼠生存曲线。

5. 动物处理

(1) 实验结束时继续喂养存活小鼠，并根据情况给予抗感染治疗。

(2) 妥善收集死亡小鼠的尸体，放置超低温冰箱储存，由学校统一处理。

6. 结果展示

α- 侧柏酮联合美罗培南对 H5935 菌株致小鼠腹腔感染的治疗效果如图 4-3 和图 4-4 所示（刘亚豫，2023）。

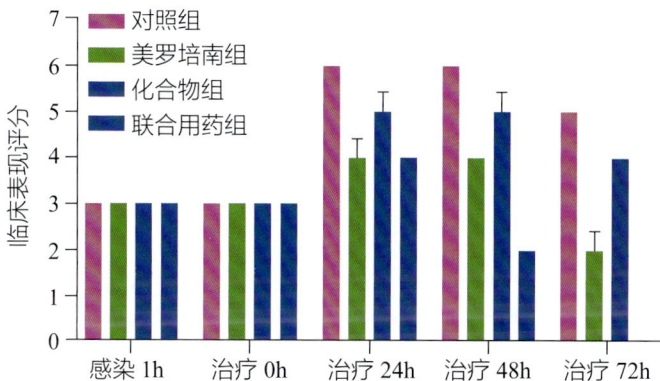

▲ 图 4-3 小鼠腹腔感染治疗的临床表现评分

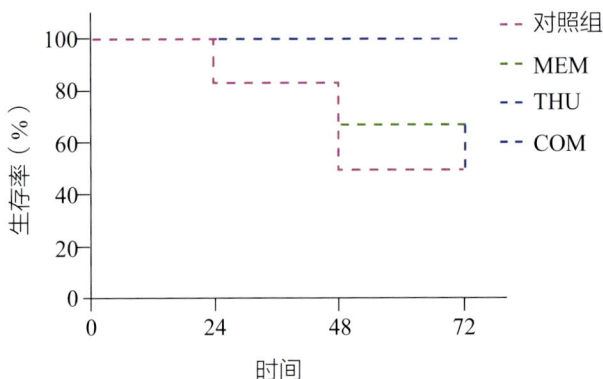

▲ 图 4-4　小鼠腹腔感染治疗的生存曲线

COM. 联合用药组；THU. 化合物组；MEM. 美罗培南组；对照组 . 无菌生理盐水

（五）注意事项

1. 小鼠在实验 12h 前禁食，饮水自由。

2. 小鼠临床表现震颤与呼吸麻痹注意区分。

3. 小鼠给药后应腹部应用酒精棉片消毒，避免交叉感染。

（六）问题分析与思考

1. 小鼠给药方式有哪些？

2. 如何确定小鼠美罗培南给药剂量？依据是什么？

3. 如何确定 CstA 抑制药的给药剂量？依据是什么？

七、联合治疗后小鼠脏器载菌量的检测

（一）目的要求

掌握小鼠脏器载菌量的检测方法及常规操作。

（二）实验原理

细菌性腹膜炎容易侵袭肝脏、脾脏、心脏、肺、肾脏、肠道、胰腺、阑尾等脏器。前期实验以 CstA 基因异源表达大肠杆菌 H5935 作为病原菌，建立了致死型急性细菌性腹膜炎小鼠模型，并通过该模型分析了 CstA 抑制药联合美罗培南治疗后小鼠临床表现评分、小鼠生存率的变化，本研究分析 CstA 抑制药联合美罗培南治疗后小鼠各脏器及腹水载菌量的变化。

（三）仪器与材料

1. 试剂及耗材

麻醉药、1ml 注射器、细胞培养皿、玻璃磁珠、滤纸、匀浆破碎机（均质破碎仪）、离心机、酵母提取物、胰蛋白胨、氯化钠、琼脂粉 0.9% 无菌生理盐水。

2. 实验动物

ICR 小鼠。

（四）操作步骤

1. 动物实验伦理教育和小鼠处死方法

(1) 教育学生处死动物时，按人道主义原则实施安死术，处置现场不宜有其他动物。确认动物死亡后，必须妥善处置实验动物尸体，不得乱扔乱放。

(2) 选择实验六中治疗 72h 后的小鼠，麻醉后断颈处死小鼠。

2. 小鼠腹水及内脏组织载菌量检测

(1) 向处死后小鼠腹腔注射 2ml 无菌生理盐水，轻轻按摩小鼠腹部，吸取腹水。

(2) 无菌取小鼠心、肝、脾、肺、肾（最少可到 2～5mg），在冰冷的生理盐水中漂洗，滤纸拭干。

(3) 按重量（g）：体积（ml）=1∶9，加入 9 倍冰冷生理盐水，加入无菌玻璃磁珠。

(4) 匀浆破碎机进行研磨，设置振动频率为 60Hz，振动时间为 5min。

(5) 研磨完成后放入低温环境高速离心机，每分钟 3000 转，10min。

(6) 取 100μl 梯度稀释涂于 LA 固体培养基，37℃过夜培养后计算平板生长菌落数。

(7) 妥善收集解剖后的小鼠尸体，放置超低温冰箱储存，由学校统一处理。

3. 统计学分析

所有数据均以平均值 ± 标准差表示。使用 SPSS20.0 软件进行统计分析。两组之间的比较通过 t 检验进行分析。多组间比较采用单因素方差分析。$P < 0.05$ 为差异有统计学意义。

4. 结果展示

中药化合物 α- 侧柏酮联合美罗培南治疗小鼠腹膜炎的组织载菌量如图 4-5 所示（刘亚豫，2023）。

（五）注意事项

1. 抽腹水时速度不宜太快，腹水多时不要一次大量抽出。

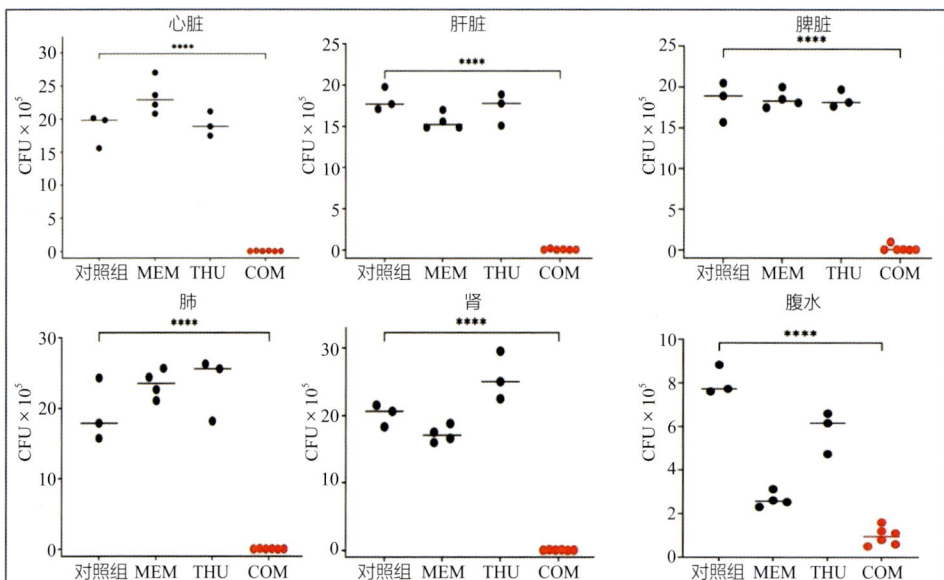

▲ 图 4-5　治疗后小鼠腹腔组织的载菌量

COM. 联合用药组；THU. 化合物组；MEM. 美罗培南组；对照组 . 无菌生理盐水

2. 用注射器抽取腹水时，注意肠子不要堵住注射器头，若发生堵塞，需调整针头角度。

3. 对处死的小鼠需要在无菌条件下取腹腔液和内脏，避免杂菌污染。

4. 涂布平板时要涂布均匀，防止形成菌苔影响计数。

（六）问题分析与思考

1. 实验动物为医学科学进步贡献巨大，我们应该如何对待实验动物？

2. 评价药物疗效，还可以检测哪些指标？

（付加芳　曹广祥）

参考文献

[1] 刘亚豫 . 多重耐药菌株中外排泵基因介导的抗生素耐药性研究 [D]. 山东第一医科大学 , 2023.

第5章 抗性蛋白的药物靶点分子模拟

一、实验简介

碳青霉烯类（carbapenems）是一种新型的 β– 内酰胺类抗生素，被认为是对抗大多数致病菌可靠和有效的手段，因其抗菌谱广而被广泛使用。然而，随着碳青霉烯类抗生素使用的增加，细菌对其耐受性呈现快速上升趋势。β– 内酰胺酶（β-lactamase）是常见的 β– 内酰胺耐药机制，分为 A、B、C、D 四类，可以与 β– 内酰胺环结合，使 β– 内酰胺环裂解而被破坏，失去抗菌活性。苯唑西林酶类（oxacillinase，OXA）属于 D 类 β– 内酰胺酶，其中 OXA-23 是不动杆菌属（*Acinetobacter*）的碳青霉烯常见耐药机制。

本部分将以约氏不动杆菌（*Acinetobacte johnsonii*）M19 质粒中的 OXA-23 为实验对象，先进行 OXA-23 序列分析并进行同源建模，构建 OXA-23 的蛋白质三维结构模型，并通过与碳青霉烯类小分子化合物（美罗培南，Meropenem）对接进行作用位点分析。通过序列分析和同源建模，训练学生运用生物信息软件或手段的技能，培养学生分析蛋白质或酶空间结构的基本能力；同时通过分子对接实验，培养学生通过现象分析本质的思维能力；通过内酰胺酶降解机制分析实验训练，培养学生由浅入深、不断探究本质的能力。实验参考流程图见图 5–1 所示。

二、β– 内酰胺酶 OXA-23 的蛋白序列性质预测

（一）目的要求

1. 学习利用 Discoverystudio 进行酶或蛋白序列性质预测的方法。

2. 掌握蛋白质氨基酸序列性质预测的基本操作。

3. 熟悉蛋白质生物物理学基本性质。

（二）实验原理

Discoverystudio（简称 DS），是基于 Windows/Linux 系统和个人电脑、面向

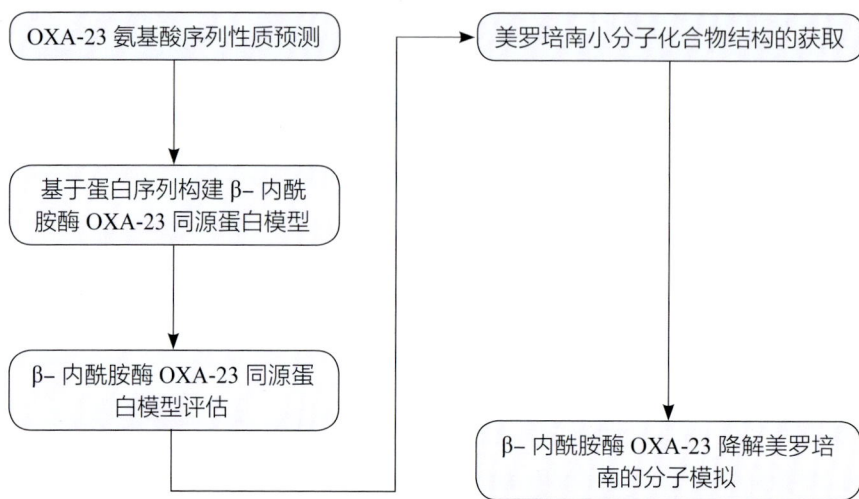

▲ 图 5-1　实验流程图

生命科学领域的新一代分子建模和模拟环境，能够提供易用的蛋白质模拟、优化和药物设计工具。在生命科学、药学、结构生物学等蛋白质结构功能研究以及药物发现领域具有应用。蛋白序列预测一般包括以下性质。

基于蛋白序列预测蛋白翻译后修饰（post-translational modification，PTM）位点；氧化位点、糖基化位点、水解位点、脱酰胺基位点、裂解位点、天冬氨酸异构化位点；基于蛋白序列预测抗体中保守氨基酸残基；基于蛋白序列预测抗原表位；基于蛋白序列识别半胱氨酸、二硫键中的半胱氨酸的识别；基于蛋白序列计算生物物理学性质，包括分子量、等电点、净电荷、摩尔消光系数、包涵体表达发生概率；基于蛋白序列预测蛋白亲疏水性、跨膜区。

本实验将通过 Discoverystudio 对 *Acinetobacte johnsoniim*19 中的 β- 内酰胺酶 OXA-23 进行蛋白序列性质预测，并进行同源建模，进而分析其降解美罗培南的机制。

（三）仪器与材料

1. 实验器材

服务器或个人电脑终端（64 bit），宽带网络。

2. 试验菌株及蛋白序列信息

约氏不动杆菌（*A. johnsonii*）M19 质粒：GeneBank No. CP037425。

β- 内酰胺酶 OXA-23 序列：E0Z08_18745，起止位点：26441-27262。

（四）操作步骤

1. 获取 OXA-23 蛋白质序列

(1) 登录 NCBI（https://www.ncbi.nlm.nih.gov/），通过检索 *A. johnsonii* m19 或 GenBank 登录号（CP037425）获取 Acinetobacter johnsonii strain m19 plasmid pFM-M19 质粒序列文件。

(2) 依据 β– 内酰胺酶 OXA-23 序列在质粒上的定位（26441–27262），Change region shown，Selected region，from 26441 to 27262；Update View，获取 OXA-23 氨基酸序列。

2. OXA-23 氨基酸序列性质预测

(1) 在文件菜单（Files）中，新建（New）蛋白质序列窗口（Protein sequence Window）粘贴 OXA-23 氨基酸序列，使其在分子窗口中显示，另存为文件名 OXA-23。

(2) 在工具浏览器（Tools Explorer）中，展开 Macromolecules| Analyze sequences，点击 Predict sequence Properties。

(3) 设置预测参数

流程对应参数在参数浏览器中打开。

Input sequences 设置为 OXA-23:All。

Input Protein structures，则该参数空着即可。

设置 Calculate Biophysical Properties 参数为 True，用于计算蛋白的分子量、等电点、净电荷、摩尔消光系数、包涵体表达发生概率等生物物理学性质。

点击 Annotation Types 下拉菜单，可勾选 Sequence motifs，基于 PROSITE 预测蛋白翻译后修饰位点（PTM 位点）；也可勾选 Conserved amino acids 识别出抗体中的保守残基；也可勾选 Antigenic regions 预测蛋白潜在的抗原线性表位。

点击 Motifs 参数右侧按钮，弹出对话框。

可选择不同的翻译后修饰位点类型。

其余参数设置为默认参数，点击 Run 运行。

3. 结果分析

(1) 作业完成后，展开作业浏览器（Jobs Explorer）中该任务并点击 Report 链接，在 Html 窗口中打开 Report 页面。

(2) 在 Report 页面中，Summary 一栏显示了所有基于蛋白序列预测计算得到的信息。

(3) 点击表格中 Sequence Features 栏的 95 Features 链接打开表格。该表格中显示了该蛋白序列中预测出的 95 个 sequence feature 及每个 feature 所对应的序列。

(4) 在 Report 页面中点击 View Results，打开两个窗口。其中一个窗口为序列窗口，不同 sequence feature 对应序列用不同颜色进行标注；另一窗口用色块标注出了所有预测的 sequence feature。这两个窗口可以交互式对应，如在下图右侧窗口中选中相应 sequence feature，则左侧窗口中相应序列即被选中。

（五）注意事项

1. 氨基酸序列性质预测模块能够识别的文件格式为 DS 的 sequence file 格式。

2. 预测参数的设置，需要根据不同蛋白进行调整。

3. 该结果为预测结果，具有一定参考价值，实际情况以实验验证结果为准。

（六）问题分析与思考

1. 蛋白质的一级结构对蛋白质功能之间具有什么联系？

2. 通过蛋白质序列性质的预测，能够分析到蛋白质哪些特性？

三、基于蛋白序列构建 β– 内酰胺酶 OXA-23 同源蛋白模型

（一）目的要求

1. 学习并掌握从蛋白的一级结构预测蛋白质的高级结构（三级结构）的方法。

2. 熟悉使用序列相似性搜索工具 BLAST 或 PSI-BLAST 搜寻目标序列的模板。

3. 掌握使用 MODELLER 产生目标序列的模型及模型的评估。

（二）实验原理

蛋白质结构的解析对其功能的理解至关重要。X 射线晶体衍射法和核磁共振波谱法（nuclearmagnetic resonancespectroscopy，NMR）是解析蛋白质结构的主要方法，但其投入大、周期长、风险大，且对于某些膜蛋白结构甚至无法利用上述方法解析。同源建模技术是一种能够简单、快速且相对准确的技术来预测蛋白质的空间结构的技术方法。该方法利用信息技术的手段，可以直接从蛋白的一级结构（氨基酸序列）预测蛋白质的高级结构（主要为三级结构）。

蛋白质建模方法主要包括两种，即基于模板的建模（Template-basedmodeling）和自由建模（Freemodeling）。前者又包括两种方法，即同源建模法（Homologymodeling）和"穿线法"（Threading）。后者主要以从头计算法（abinitio）为主。所有的建模方法中，以同源建模法（Homologymodeling）使用最为广泛，预测结果的准

确性最为可靠。同源建模的理论基础为蛋白质三级结构的保守性远远超过一级序列的保守性。因此，可以通过使用一个或多个已知结构的蛋白（模板蛋白，template）来构建未知结构蛋白（目标蛋白，target）的空间结构。

　　本实验将基于蛋白序列，通过 Swiss-model 和 DS 两种软件方法，构建 β−内酰胺酶 OXA-23 同源蛋白模型（图 5–2）。

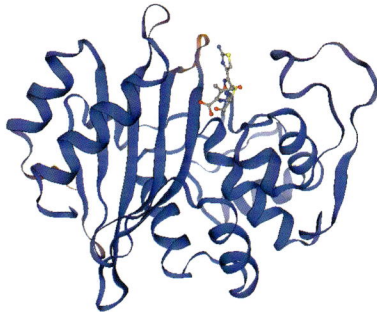

▲ 图 5–2　β− 内酰胺酶 OXA-23 同源蛋白模型

（三）仪器与材料

1. 服务器或个人电脑终端（64bit），宽带网络。

2. 试验菌株及蛋白序列信息。

约氏不动杆菌（*A. johnsonii*）M19 质粒：GeneBank No. CP037425。

β− 内酰胺酶 OXA-23 序列：E0Z08_18745，起止位点：26441-27262。

3. 数据分析软件。

Discoverystudio 3.0 版本。

Swiss-model：https://swissmodel.expasy.org/

（四）分析步骤

1. 获取 OXA-23 蛋白的氨基酸序列

登录 NCBI（https://www.ncbi.nlm.nih.gov/），获取 *A. johsoniim*19 中 β− 内酰胺酶 OXA-23 蛋白的氨基酸序列，保存为 OXA-23.fasta 序列文件。

2. Swiss-model 同源建模

(1) 登录 Swiss-model 分析软件官网（https://swissmodel.expasy.org/）。

(2) Startmodeling，Start a Newmodelling Project 中粘贴 OXA-23 蛋白的氨基酸序列。

(3) Supported Inputs 选项中，如果无确定的模板，选择按照"Sequence"建模。

(4) 输入 Project Title: OXA-23 和 Email 地址（通知建模完成，选填）。

(5) Buildmodel，等待建模完成。

3. DS 同源建模

(1) 模板的识别：在文件浏览器（Files Explorer）中，找到并双击打开 OXA-23.fasta 序列文件。使 OXA-23 在序列窗口中显示。

(2) 搜寻模板：在工具浏览器（Tools Explorer）中，展开 Macromolecules|searchsequences bysimilarity，点击 BLASTsearch（DSserver），打开 BLASTsearch（DSserver）对话框。在对话框中，点击 Inputsequence 参数右边的栅格，下拉列表中选择 OXA-23: OXA-23。

(3) 点击 Input Database 参数右边的栅格，下拉列表中选择 PDB_nr95。点击 Run 运行作业，等待作业完成。

(4) 在 OXA-23-Blast 窗口，点击该窗口下的 Table View，命中的序列按照 E 值（序列无缝比对存在偶然性的可能性大小，表征了序列比对的可行度）进行降序排序。点击 Map View 可查看每条序列。

(5) 使用 MODELER 构建目标序列的 3D 模型：点击名为 templates 的分子窗口，在视图窗口（Graphics View）中，点击鼠标右键，选取 Show All。

在工具浏览器（Tools Explorer）中，展开 Macromolecules | Createhomologymodels，点击 Buildhomologymodels，打开 Buildhomologymodels 对话框。点击 Inputsequence Alignment 右边的栅格，下拉列表中选取 OXA-23_templates:All。确保 Input Templatesstructures 一栏中，前几个模板蛋白都被选中。

点击 Inputmodelsequence 右边的栅格，下拉列表中选取 OXA-23。将 Number ofmodels 设为 2。点击 Optimization Level 右边的栅格，下拉列表中选取 Low（可以加快计算速度，但产生的模型的精度会下降）。点击 Run 运行作业，等待作业完成。

完成后，DS 自动打开两个新的窗口，一个是名为 OXA-23_templates(1) 的序列窗口，包含了两个模型序列同模板序列的比对结果，另一个是名为 OXA-23 的分子窗口，包含了四个叠合的模板结构和两个模型结构。

点击 More，可展开 Report.htm 链接打开报告文件。

(6) 最优模型的挑选：模型的排名依据是 PDF Total Energy。一般情况下，模型的 PDF Total Energy 越低，表明该模型在同源约束条件下优化得越好；模型同限定的同源约束条件偏差越小，该模型的可信度越大。然而，如果构建的模型其 PDF Total Energy 相似，则可以利用基于原子统计势能的 DOPEscore 作为衡量模型质量的依据。DOPE 是一个基于原子统计势能的程序，主要用于模型评估。它的分数可以认为是衡量同一分子不同构象可信度的标准，能够帮助选择预测结构的最优模型。分数越低，模型质量越可靠。

（五）注意事项

1. 在识别目标序列的模板，以及比对目标序列和模板结构的序列时，具体采用何种策略依赖于目标序列和模板序列间的同源性高低：当序列同源性很高（一般＞60%）时，BLAST 可以轻易识别出正确的模板，并且序列间的比对结果也很好。

2. 当序列同源性不是很高，但仍在模糊区之上（一般 25%～60%）时，BLAST 仍能够有效地识别出正确的模板，但是，简单的序列比对可能不能为同源建模产生最优的比对结果。在该情况下，序列比对结果可以通过利用无冗余序列库（non-redundantsequence database）中的同源序列创建序列草图（sequence profile）来改善。

3. 当序列同源性非常低（＜25%）时，采用迭代搜索方法（PSI-BLAST）来搜寻模板，并且利用序列草图（sequence profile）来比对序列。

4. 建模过程中，DSMODELER 首先会提取模板（template）的几何特性，然后使用 PDF（probability density function）函数来定义蛋白结构中诸如键长、键角、二面角等几何特性。接着它会对 PDF 函数施加一定的约束条件，并以此来构建 target 的 3D 结构。所以 PDF 的函数值可以直接反映所构建模型的好坏。

5. DOPEscore 挑选的最优模型与 PDF Total Energy 挑选的最优模型不一致时，可以使用其他的模型评估软件进行进一步的评估分析以选取较合理的初始模型。当没有其他模型评估软件可以使用时，也可以粗略的选取 PDF Total Energy 最低的模型作为最合理的初始模型。

（六）问题分析与思考

1. 氨基酸序列的同源性对模型的可靠性有什么影响？

2. 同源建模是否有弊端？

四、β-内酰胺酶 OXA-23 同源蛋白模型评估

（一）目的要求

1. 学习并掌握 Ramachandran plot 和 Profile-3D 评估分析方法。

2. 能够对同源模型进行全方位模型评估。

（二）实验原理

模型构建完成后，一般需要对其进行评估。一般来说，蛋白质模型评估方法可分为两大类。第一种方法是单模型质量评估方法，以单个结构模型为输入，提取能够反映模型结构信息的特征，并使用机器学习方法来推断模型的质量。第二种方法是共识方法，通过使用候选模型池中其他模型的信息来评估蛋白质模型。尽管共识方法在预测的质量和真实的质量之间实现了高相关性，但它们的性能很大程度上受到输入模型池的大小和多样性的影响。当模型缺乏一致性或相似性时，共识方法很难选择最优模型。而单模型质量评估方法不受模型池的限制，可以独立对模型进行评分和选择。近年来，在蛋白质结构预测技术的关键评价中，单一模型的质量评估方法引起了越来越多的关注。

在 Discoverystudio 中主要通过 Ramachandran plot 和 Profile-3D 两方面对同源蛋白模型进行评估。Ramachandran plot 用于阐述蛋白质或肽立体结构中肽键内 α 碳原子和羰基碳原子间的键的旋转度（psi）对 α 碳原子和氮原子间的键的旋转度（phi），主要用来指明蛋白质或肽类中氨基酸的允许和不允许的构象。Profile-3D 是 UCLA 的 David Eisenberg 教授开发的一种基于"穿线"（threading）法的模型评估程序。该方法采用 D-1D 的打分函数来检测所构建模型与自身氨基酸序列的匹配度关系。分数越高，说明同源模型的可信度越大。

本实验将基于 Discoverystudio 服务器对模型进行评估。

（三）仪器与材料

1. 服务器或个人电脑终端（64 bit），宽带网络。

2. 实验数据：初步筛选的 β-内酰胺酶 OXA-23 同源蛋白模型。

3. 数据分析软件：Discoverystudio 3.0 版本。

（四）分析步骤

1. 使用 Ramanchandran Plot 评估模型

(1) 从主菜单中，选取 Chart | Ramachandran Plot，显示 OXA-23.M0002 模型的拉氏图。

(2) 拉氏图的分析：蓝色区域为"最适区"，该区域含有的氨基酸个数越多，结构越可信；紫色区域为"允许区"；其他区域的点（红色点）为 psi-phi 构象不合理的氨基酸，很可能是建模的错误区，需要优化。

2. 使用 Profile-3D 评估模型

(1) 在工具浏览器（Tools Explorer）中，展开 Macromolecules | Createhomologymodels。

(2) 点击 Verify Protein（Profile-3D）打开 Verify Protein（Profile-3D）对话框。

(3) 参数设置：点击 Input Proteinmolecules 右边的栅格，选择 OXA-23: OXA-23. M0002。点击 Run 运行作业，等待作业完成。作业完成后，弹出蛋白打分结果。

(4) 点击 OXA-23 分子窗口，使得该窗口处于激活状态。

(5) Data Table View 中，点击 Molecule 标签，滚动 table 至 Verify Expectedhighscore，Verify Expected Lowscore，以及 Verifyscore 栏处。如果模型的 Verifyscore 高于 Verify Expectedhighscore，则模型的质量较高。Verifyscore 越接近 Verify Expectedhighscore，模型的质量越好。

五、美罗培南小分子化合物结构的获取

（一）目的要求

1. 学习并掌握小分子化合物结构获取的方法。

2. 熟悉数据库中不存在的化合物的结构构建方法。

（二）实验原理

小分子化合物是指由相对较少的原子组成的化合物，其分子量通常在 1000 以下。尽管它们在化学结构上相对简单，但小分子化合物在药物研究、材料科学、生物化学等领域中具有重要的地位和广泛的应用。小分子化合物作为反应底物、催化剂或配体与生物大分子（如蛋白质、核酸等）发生相互作用，从而影响生物体内的代谢和生理过程。通过小分子化合物，可以揭示其与生物大分子的相互作用机制，为生物化学研究提供重要的理论依据。

常用的小分子数据库主要有 ZINC、PubChem、DrugBank、ChemSpider 等。PubChem，即有机小分子生物活性数据，是一种化学模组的数据库，由美国国家卫生研究院（National Institutes of health，NIH）支持，美国国家生物技术信息中心负责维护。ChemSpider 小分子信息整合数据库，是当前众多的在线分子数据库的信息整合，便于用户搜索，数据来自 200 种数据库。根据分子俗名、系统命名、Smile/InChI 字符串、注册号、分子式等方式搜索，会列出分子平面结构、实验测定和实时估算的理化性质（含 LogP 等）、毒性、分子简介、Smile/InChI/InChI Key 字符串、在其他分子数据库中的编号和链接，相关文章及专利、同义词、相关蛋白质、NMR/IR 光谱图等，某些分子还可以链入 web CSD 获得三维结构。

本实验将以美罗培南小分子化合物为例，分别从 PubChem 和 ChemSpider 数据库获取其结构信息，为后续分子对接做准备。

（三）仪器与材料

1. 服务器或个人电脑终端（64 bit），宽带网络。

2. 数据库地址。

PubChem：https://pubchem.ncbi.nlm.nih.gov/

Chemspider：http://www.chemspider.com/

（四）实验步骤

1. PubChem 数据库获取美罗培南小分子结构

(1) 登录 PubChem 数据库官网，Explore Chemistry 中输入"Meropenem"或美罗培南 CAS 号"96036-03-2"，点击 Search，等待反馈结果。

(2) BESTmATCH 选项中，列出了美罗培南及其别称，核对 CAS 号是否正确。

(3) 点击相关选项，展示美罗培南的各项性质，包括 PubChem CID、Structure、Molecular Formula、Molecular Weight 等。

(4) Structure 选项中，选择 3D 模型，跳转至 3D Conformer。

(5) Interactive Chemicalstructuremodel 选项中，可选择 Ball andstick、Sticks、Wire-Frame、Space-Filling 等不同展示方式。

(6) Download Coordinates 选择 SDF 格式下载为 Meropenem.sdf。

2. ChemSpider 数据库获取美罗培南小分子结构

(1) 登录 ChemSpider 数据库官网，Search ChemSpider 中输入"Meropenem"或美罗培南 CAS 号"96036-03-2"，点击 Search，等待反馈结果。

(2) result 选项中，展示美罗培南的各项性质，包括 Molecular Formula、Averagemass、Monoisotopicmass、ChemSpider ID 等。

(3) Structure 选项中，选择 3D 模型。

(4) 下载为 Meropenem.mol 文件。

（五）问题分析与思考

1. 思考在化合物数据库或新合成的化合物，其结构应该如何获取？

2. 尝试其他化合物数据库，联系获取小分子物质结构的方法。

六、β- 内酰胺酶 OXA-23 降解美罗培南的分子模拟

（一）目的要求

1. 掌握 DS_CDOCKER 分子对接技术。

2. 了解酶降解底物的分子机制。

（二）实验原理

基于结构的药物设计技术在药物研发中起着非常重要的作用。在药物分子产生药效反应的过程中，药物分子与靶标相互结合，首先就需要两个分子充分接近，以合适的取向在特定的部位相互契合，产生相互作用，继而通过适当的构象调整，得到一个稳定的复合物构象。

分子对接技术即基于结构的药物设计主要采用的手段，该技术就是将配体分子置于受体分子活性位点的位置，然后按照几何互补、能量互补，以及化学环境互补的原则来实时评价配体与受体相互作用的好坏，并找到两个分子之间最佳的结合模式。分子对接是从整体上考虑配体与受体结合的效果，能比较好地避免其他方法中容易出现的局部作用较好而整体结合欠佳的情况。在药物设计中，分子对接方法主要用来从小分子数据库中搜寻与受体生物大分子有较好亲和力的小分子，并进行药理测试，从而从中发现新的先导化合物。CDOCKER 是 Discoverystudio 中精准的分子对接模块。

本实验以 β- 内酰胺酶 OXA-23 为例，学习 DS_CDOCKER 分子对接技术，将配体分子美罗培南对接至该酶的活性位点的过程（图 5-3）。

（三）仪器与材料

1. 服务器或个人电脑终端（64bit），宽带网络。

2. 实验蛋白及化合物。

β- 内酰胺酶 OXA-23 蛋白模型。

美罗培南小分子结构。

3. 数据分析软件。

Discoverystudio 3.0 版本。

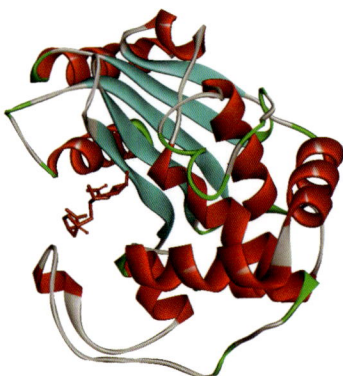

▲ 图 5-3　β- 内酰胺酶 OXA-23 与美罗培南分子对接结果

（四）操作步骤

1. 准备分子对接体系

(1) 准备受体蛋白：在文件浏览器（Files Explorer）中，找到并双击 OXA-23.pdb 数据文件。该蛋白将在一个新的分子窗口中以三维形式出现。

① 删除水分子：CTRL+H 打开系统视图（Hierarchy View）。在系统视图中，点击选中 Water，按 Delete 键删除。

② 蛋白原子以线状方式显示：在窗口中点击鼠标右键，选取 Displaystyle，在 Atom 一栏中 Displaystyle 选取为 Line，Protein 一栏 Displaystyle 一栏选取 Off。

③ 蛋白分子进行加氢：在工具浏览器（Tools Explorer）中，展开 Macromolecules | Prepare Protein，点击 Clean Protein。

(2) 定义受体蛋白的活性位点：在系统视图（Hierarchy）中点击选中 OXA-23 整个分子。

在工具浏览器（Tools Explorer）中，展开 Receptor-Ligand Interactions，Define and Edit，Bindingsite，点击 Define Receptor。在系统视图中添加 SBD_Receptor 一栏。将 OXA-23 定义为对接体系中的受体分子。若对酶催化中心比较明确的蛋白分子，可选择相关区域，再定义为受体。

在工具浏览器（Tools Explorer）中，展开 Receptor-Ligand Interactions | Define and Edit Bindingsite，点击 From Currentselection。在结合部位定义出一个红色球，同时在系统视图中自动添加 SBD_Site_Sphere 一栏。

(3) 准备配体分子：选择 Structrue ＞ Clean Geometry，进一步优化此化合物的几何三维结构。

使用 protocol 处理多个配体结构，如果配体数目较多，还要考虑对映异构体等因素时，可用流程浏览器中的 Prepare Ligand 处理该体系，通过此操作不仅可以产生三维结构，加氢，还可以产生异构体，并可以选择用 Linpiski's rules of five 作为筛选条件。

从 File 中选择并打开 Meropenem.sd 文件（若无法识别文件，则将小分子文件另存为 sd 格式的文件），默认为以表格浏览器（Data Table View）形式打开。

Simulation | Change Forcefield，点击 ApplyForcefield。配体小分子赋力场。

点击 Tools|Smallmolecules，展开菜单中的 Prepare or Filter Ligands 一栏，在其下拉列表的 Prepare 中点击 "Prepare Ligands"，点击 Run 运行作业，等待作业完成。

(4) 进行分子对接 CDOCKER 计算：在工具浏览器（Tools Explorer）中，展开 Receptor-Ligand Interaction | Dock Ligands，点击 Dock Ligands（CDOCKER），打开 Dock Ligands（CDOCKER）参数浏览器。

在参数浏览器中，点击 Input Receptor 参数，从下拉列表中选择 OXA-23：OXA-23 设置受体蛋白。

点击 Input Ligands 参数，从下拉列表中选择 Molecule:All，指定对接配体。

展开 Tophits 参数，设置 Tophit 为 10，在 Pose Cluster Radius 参数内输入值 0.5。其余参数缺省设置以减少对接所得的构象，减少所用时间。

点击 Run 运行作业，等待作业完成。

待作业完成后，DS 会自动跳出一个新的以 OXA-23（1）命名的分子窗口，窗口中除了原本的 OXA-23 蛋白分子，还添加了 10 个对接之后的配体分子(pose 不同)。

(5) 分析分子对接 CDOCKER 结果。

①对接结果的分析：点击表格视图中的↑和↓按钮，观察配体分子的每个 pose 同受体分子的结合模式。在工具浏览器（Tools Explorer）中，展开 Receptor-Ligand Interaction | Analyze Docking Results，点击 Visualize Interactions 一栏下的 Receptor-Ligandhydrogen Bonds 和 Receptor-Ligand Pi Interaction。

查看配体 – 受体间的氢键相互作用和 Pi-Pi 相互作用。

此外，在表格视图中还可以查看配体分子每个 pose 相应的 –CDOCKER_ENERGY 值，该值越高，表明结合的 pose 越佳。

②分析对接得到配体对于晶体结构中配体位置的 RMSD。

CTRL+H 打开系统视图（Hierarchy View），在系统视图中，点击选中 OXA-23-crystal 结构，在菜单栏中选择 Structure | RMSD |set Reference。将晶体结构中的配体位置作为参考来计算对接得到的十个配体位置与其的 RMSD 值。系统视图自动添加了 SBD_Pose_Reference_Ligand 一栏。

在分子窗口中，按住 shift 键选中所有配体构型，在菜单栏中选择 Structure | RMSD |heavy Atoms，计算配体中重原子的 RMSD。

（五）注意事项

1. CDOCKER 计算对活性中心明确的蛋白计算结果更加准确。

2. CDOCKER 计算结果需要根据实际的蛋白性质进行筛选和评估。

（六）问题分析与思考

1. 拓展利用 LibDock、LigandFit 和 Flexible Docking 等方法进行计算。

2. 比较 LibDock、LigandFit 和 Flexible Docking 等方法的优缺点。

（宗工理）

中篇

微生物药物篇

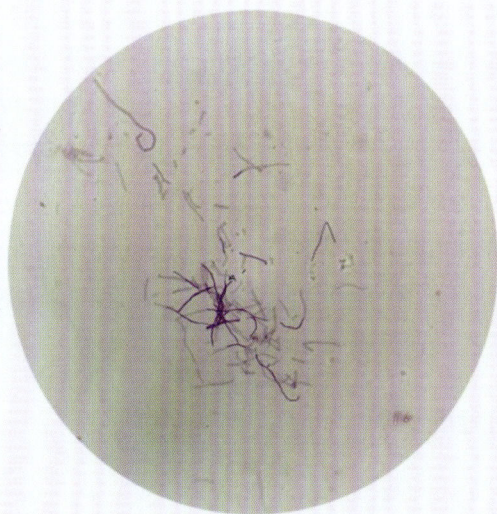

第6章　微生物药物产生菌的筛选与鉴定

一、实验简介

天然产物具有多种生物活性，如抗细菌、抗病毒、抗肿瘤等作用，一直是药物研发的重要来源。近年来，由于抗生素的过度使用，导致多种临床耐药菌的产生。而新抗菌药物的严重缺乏，使得人类对新药的需求迫在眉睫。链霉菌是一种革兰阳性菌，基因组大小为 8~10Mb，含有多个与次级代谢产物合成相关的基因簇，如 PKS（聚酮合酶）、NRPS（非核糖体多肽合成酶）等，可以产生多种具有应用价值的次级代谢产物，如抗生素、抗肿瘤药物、免疫抑制药等。

本部分先利用稀释涂布法从土壤中分离微生物，通过形态学观察初步分离获得链霉菌，以金黄色葡萄球菌对所分离的微生物进行生物活性检测，筛选具有抗金黄色葡萄球菌活性的链霉菌。提取链霉菌基因组，PCR 扩增 16S rDNA 并测序，利用生物信息学方法，对分离的链霉菌进行分子生物学鉴定。

通过链霉菌的分离与抑菌实验，培养学生的实验动手能力、分析问题和解决问题的能力，提高学生科研素养。同时通过 DNA 的测序、生物信息学分析，使学生学会使用生物信息学的相关网站分析 DNA 序列，培养学生分析、归纳、演绎的能力。实验参考流程见图 6-1 所示。

二、链霉菌的分离培养

（一）目的要求

1. 学习培养基的配制及灭菌方法。
2. 掌握稀释涂布法和平板划线法分离微生物的技术及注意事项。
3. 掌握超净工作台的无菌操作技术。

（二）实验原理

从混杂的微生物群体中获得只含有某一种或某一株微生物的过程称为微生

```
┌──────────────┐          ┌──────────────────┐
│   土壤采集    │─────────→│  链霉菌基因组提取  │
└──────────────┘          └──────────────────┘
       │                          │
       ↓                          ↓
┌──────────────┐          ┌──────────────────┐
│   稀释涂布    │          │   16s rDNA 扩增   │
└──────────────┘          └──────────────────┘
       │                          │
       ↓                          ↓
┌──────────────┐          ┌──────────────────┐
│ 链霉菌的分离纯化│          │  PCR 产物的回收及测序 │
└──────────────┘          └──────────────────┘
       │                          │
       ↓                          ↓
┌──────────────┐          ┌──────────────────┐
│  抗菌活性检测  │─────────→│ 微生物的分子生物学鉴定 │
└──────────────┘          └──────────────────┘
```

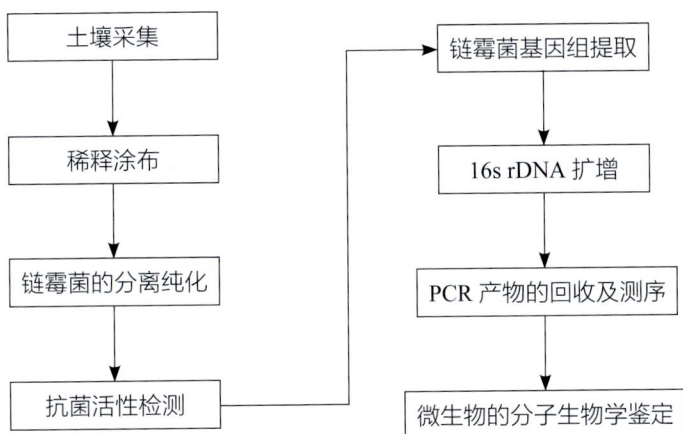

▲ 图 6-1　实验流程图

物的分离与纯化。常用的分离纯化方法有稀释涂布法、平板划线法等。

　　稀释涂布法是将液体进行一系列的梯度稀释，然后将不同稀释度的菌液分别涂布到固体培养基的表面，进行培养。在稀释度足够高的菌液里，聚集在一起的微生物将被分散成单个细胞，从而能在培养基表面形成单个的菌落。

　　平板划线法是指把混杂在一起的微生物或同一微生物群体中的不同细胞，用接种环在平板表面上作多次由点到线的划线稀释而获得较多独立分布的单个细胞，并让其成长为单菌落的方法。通过反复划线分离，可获得微生物的纯种。

（三）仪器与材料

1. 实验器材

高压蒸汽灭菌锅、烧杯、试管、三角瓶、接种环、移液器、恒温培养箱、接种针、涂布棒、玻璃平皿、恒温振荡培养箱。

2. 材料与试剂

高氏一号培养基、无菌水、20% 甘油。

（四）操作步骤

1. 培养基的配制

高氏一号培养基：可溶性淀粉 20g，KNO_3 1g，K_2HPO_4 0.5g，$MgSO_4 \cdot 7H_2O$ 0.5g，NaCl 0.5g，$FeSO_4 \cdot 7H_2O$ 0.01g，定容至 1L，pH 为 7.4～7.6，分装到三角瓶内，每瓶加入终浓度为 1.5% 的琼脂粉，121℃高压灭菌 25min。

2. 土样采集

土壤的种类及自然条件影响链霉菌的分布数量和类别。通常情况下，链霉菌在比较干燥、偏碱性、含有丰富有机质的土壤中居多。因此，从环境中采集不同区域土壤 15～20g，置于保鲜袋中并进行编号记录。

3. 链霉菌的分离培养

(1) 称取 10g 土壤置于无菌三角瓶中，加入 90ml 无菌水混合，置于振荡培养箱中，28℃，每分钟 220 转，培养 30min，使土壤中微生物充分分散到水中，即配成 10^{-1} 的土壤菌悬液。

(2) 在超净工作台中，用移液器吸取 1ml 上述菌悬液加入装有 9ml 无菌水的试管中，充分振荡，获得 10^{-2}g/ml 的土壤菌悬液，同样操作获得 10^{-3}g/ml、10^{-4}g/ml、10^{-5}g/ml、10^{-6}g/ml、10^{-7}g/ml、10^{-8}g/ml。

(3) 将灭菌的高氏一号培养基加热熔化后冷却至 50～60℃后，倒平板，凝固后待用。

(4) 吸取 10^{-5}g/ml、10^{-6}g/ml、10^{-7}g/ml、10^{-8}g/ml 的菌悬液 200～500μl，分别涂布到高氏一号培养基平板上，使用无菌涂布棒涂均匀，待培养基表面无水迹后，倒置放于 28℃培养箱内培养 5～7 天，其间观察菌落的生长情况。

(5) 每天观察上述平板中微生物生长状况，挑取培养皿上质地紧密、表面呈绒状的菌落，采用三区划线法接种于高氏一号培养基平板上，倒置于 28℃培养箱内培养 5～7 天，观察菌落的生长情况。通过形态学观察，初步获得疑似的链霉菌菌株，如图 6-2 所示。用无菌棉签蘸取孢子，悬浮于 20% 的无菌甘油中，置于 -20℃，保存菌种。

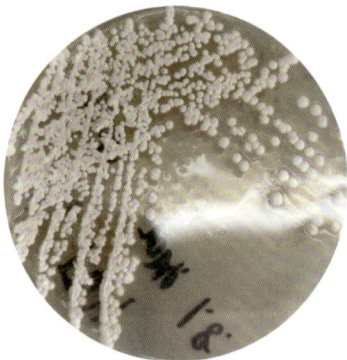

▲ 图 6-2　分离得到的目标菌株单菌落划线图

（五）注意事项

1. 在接种时，需要在超净工作台酒精灯旁操作，以维持一个相对无菌的环境。

2. 平板或斜面的划线需要迅速、轻捷，不要划破培养基。

3. 平板分区划线分离时，划完一小区，均将接种环彻底灼烧灭菌，待冷却后再划下一小区。

4. 所有的培养器皿均需要严格灭菌。

5. 培养期间注意观察平皿内是否有杂菌生长，及时纯化出新的菌落。

（六）问题分析与思考

1. 如何进行土壤菌悬液的稀释？

2. 请总结该实验中无菌操作注意事项。

三、革兰染色的方法及结果判定

（一）目的要求

1. 学习并掌握革兰染色的方法，了解革兰染色法的原理及其在细菌分类鉴定中的重要性。

2. 掌握链霉菌革兰染色结果及显微镜的使用方法及注意事项。

（二）实验原理

革兰染色（gramstaining）是用来鉴别细菌的一种方法。这种染色法利用细菌细胞壁上的生物化学性质不同，可将细菌分成两类，即革兰阳性菌（gram positive）与革兰阴性菌（gram negative）。未经染色之细菌，由于其与周围环境折光率差别甚小，故在显微镜下极难观察。染色后细菌与环境形成鲜明对比，可以清楚地观察到细菌的形态、排列及某些结构特征，从而用以分类鉴定。链霉菌为革兰阳性菌，因此染色为紫色。

（三）仪器与材料

1. 试验菌

分离纯化得到的链霉菌。

2. 材料与试剂

载玻片、酒精灯、结晶紫、碘液、番红染液、95% 乙醇溶液、接种环、吸水纸。

（四）实验步骤

1. 制备标本片

(1) 取干净载玻片，做好标记。

(2) 加生理盐水 1 滴。

(3) 用灭菌接种环挑取少量疑似链霉菌，在生理盐水中混匀铺开，形成一薄层菌膜。

(4) 室温下自然干燥。

(5) 将标本通过火焰 2～3 次固定标本，自然冷却。

2. 革兰染色

(1) 初染：在菌膜上滴加结晶紫，覆盖菌膜，1min 后，用去离子水冲洗染色区域。

(2) 媒染：滴加碘，1min 轻轻冲洗干净。

(3) 脱色：滴加 95% 酒精 3～4 滴，轻轻晃动玻片数秒钟，倾斜玻片弃去酒精，反复数次，直至酒精几乎无色或稍呈淡紫色。

(4) 复染：滴加稀释复红染液，1min 后冲洗。染色完毕后，用吸水纸将玻片吸干，滴加香柏油，镜检。

(5) 镜检：先用低倍镜找到目标，依次换高倍镜进行观察，定位好目标后使用油镜，可观察到链霉菌的染色结果为紫色，呈放射状或分支丝状，如图 6-3 所示。

（五）注意事项

1. 革兰染色成败的关键是酒精脱色。如脱色过度，革兰阳性菌也可被脱色而染成阴性菌；如脱色时间过短，革兰阴性菌也会被染成革兰阳性菌。脱色时间的长短还受涂片厚薄及乙醇用量多少等因素的影响，难以严格规定。

2. 染色过程中勿使染色液干涸。用水冲洗后，应吸干玻片上的水，以免染色液被稀释而影响染色效果。

（六）问题分析与思考

1. 制片为什么要完全干燥后才能用油镜观察？

2. 革兰染色涂片为什么不能过于浓厚？染色成败的关键步骤是什么？

四、微生物的抑菌圈实验

（一）目的要求

1. 熟悉和掌握琼脂块法筛选具有抗菌活性的链霉菌的方法。

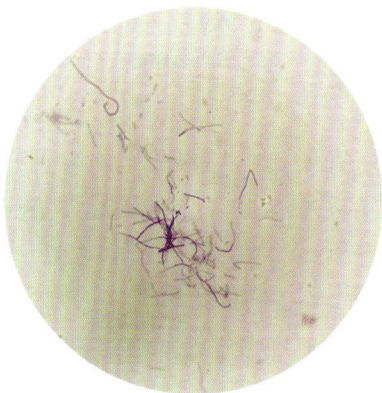

▲ 图 6-3　细菌革兰染色结果

2. 了解掌握抑菌圈法在实际生产中的重要意义。

(二)实验原理

抑菌圈法又叫扩散法，是利用待测药物在琼脂平板中扩散使其周围的细菌生长受到抑制而形成透明圈，即抑菌圈，根据抑菌圈大小判定待测药物抑菌效价的一种方法。抑菌圈法操作便捷、简单易行、成本低廉、结果准确可靠，是抑菌实验的经典方法，被广泛使用。常用于抗生素产生菌的分离筛选。工具菌采用抗生素的敏感菌。若被检菌能分泌某些抑制工具菌生长的物质（如抗生素等），便会在该菌落周围形成工具菌不能生长的抑菌圈，很容易被鉴别出来。本实验中，链霉菌在生长过程中将产生的抑菌物质分泌到高氏一号培养基中，因此取链霉菌培养基琼脂块置于生物活性检测平皿中，其所含抑菌物质释放，产生抑菌圈。

(三)仪器与材料

1. 试验菌株

链霉菌、金黄色葡萄球菌。

2. 试剂及材料

LA 培养基、高氏一号培养基、三角瓶、移液器、打孔器、接种针、游标卡尺、超净工作台、高压蒸汽灭菌锅、恒温培养箱等。

(四)操作步骤

1. 金黄色葡萄球菌置于 LB 培养基中，37℃，每分钟 220 转，过夜培养 16~20h，待用。

2. 称取胰蛋白胨 10g、酵母提取物 5g、氯化钠 10g，加入 1% 琼脂粉配制 1% 的 LA 培养基，分装至 250ml 三角瓶中，每瓶 100ml，灭菌后冷却至 30～40℃，加入 100μl 金黄色葡萄球菌菌液混匀后倒入平皿，凝固后待用。

3. 用灭菌后的打孔器在培养 5～7 天的链霉菌高氏一号培养基中取下琼脂块，放置在含有金黄色葡萄球菌的平板上，正置于 37℃ 培养箱中过夜培养 16～20h。

4. 观察平板有无抑菌圈产生，做好数据记录。观察各菌株在培养皿上有无抑菌圈产生，使用游标卡尺测量抑菌圈大小，比较各菌株的敏感性，筛选具有抑制金黄色葡萄球菌生长的链霉菌菌株，如图 6-4 所示。

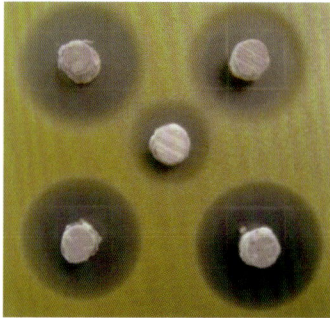

▲ 图 6-4　抗金黄色葡萄球菌抑菌圈生物活性测定结果

（五）注意事项

1. 所有的操作用具和材料都要事先做灭菌处理，操作必须在超净工作台内进行。

2. 倒入培养皿的琼脂培养基温度不能太高，否则会引起微生物死亡，也不能太低，因为琼脂会很快凝结，以致搅拌不均匀，影响实验结果。

（六）问题分析与思考

1. 抑菌圈的大小与哪些因素有关？

2. 在微生物培养中，平板一般倒置放置，本实验中为何正置？

五、链霉菌的基因组提取

（一）目的要求

1. 了解 CTAB 法提取细菌总 DNA 的原理，并掌握提取方法。

2. 掌握链霉菌菌丝体培养的方法。

（二）实验原理

DNA 在生物体内是与蛋白质形成复合物的形式存在的，因此提取出脱氧核糖核蛋白复合物后，必须将其中蛋白质去除。CTAB（溴代十六烷基三甲胺）是一种去污剂，它能与核酸形成复合物，在高盐溶液中可溶并且稳定存在，若降低盐浓度，CTAB 与核酸的复合物会沉淀出来，而大部分蛋白和多糖仍溶于溶液中。

（三）材料与试剂

1. 实验器材

高压蒸汽灭菌锅、超净工作台、1.5ml 离心管、试管、水浴锅、移液器、三角瓶、离心机等。

2. 材料与试剂

10.3% TSBY 培养基、蛋白酶 K（20mg/ml）、10%SDS、酚 / 氯仿 / 异戊醇（1/1/1）、异丙醇、70% 乙醇、LB 培养基、TE 缓冲液 [10mmol/L Tris·HCl，0.1mmol/L EDTA（pH 8.0）]、CTAB/NaCl 溶液（5% w/v）、5mol/L NaCl。

3. 试验菌株

链霉菌。

（四）操作步骤

1. 链霉菌的菌丝体培养。称 TSB（胰蛋白胨大豆胨培养基）30g，取酵母提取物 5g，蔗糖 103g，加入去离子水搅拌溶解，定容至 1000ml，121℃灭菌 25min，配制成 10.3%TSBY 培养基，用于链霉菌菌丝体的培养。

将平板中链霉菌单菌落接种于含有 100ml 10.3%TSBY 培养基的三角瓶中，置于 28℃，每分钟 220 转，振荡培养 2～3 天，获得链霉菌菌丝体。

2. 取 1.5ml 的菌丝体置于 1.5ml 离心管中，每分钟 12 000 转，离心 5min，弃上清液。

3. 沉淀物加入 567μl 的 TE 缓冲液，用吸管反复吹打使之重悬。加入 30μl 10% 的 SDS 和 3μl 20mg/ml 的蛋白酶 K，混匀，于 37℃温育 0.5h。

4. 加入 100μl 5mol/L NaCl，充分混匀，再加入 80μl CTAB/NaCl 溶液，混匀，于 65℃温育 10min。

5. 加入等体积的氯仿异戊醇（24∶1），混匀，每分钟 12 000 转，离心 4min，将上清液转入一个新管中。

6. 加入等体积的酚 / 氯仿 / 异戊醇（25∶24∶1），混匀，每分钟 12 000 转，离心 5min，将上清转入一支新管中。

7. 加入 0.6 体积异丙醇，轻轻混合直到 DNA 沉淀下来，每分钟 12 000 转，离心 5min，去上清，用 70% 乙醇洗涤。

8. 每分钟 12 000 转，离心 5min，弃上清，自然干燥，重溶于 30μl 的 TE 缓冲液，获得链霉菌基因组 DNA。

（五）注意事项

1. 注意无菌操作，避免染菌。

2. 使用苯酚、氯仿等试剂时在通风橱进行，并佩戴口罩和手套。

3. 实验操作过程中可多离心几次。

（六）问题分析与思考

1. 简要叙述酚氯仿抽提 DNA 体系后出现的现象及其成因。

2. 沉淀 DNA 时为什么要用无水乙醇?

六、琼脂糖凝胶电泳检测

（一）目的要求

1. 掌握琼脂糖凝胶电泳的操作和注意事项。

2. 学会分析琼脂糖凝胶电泳结果，判断 DNA 的大小。

（二）实验原理

琼脂糖凝胶电泳是用琼脂或琼脂糖作支持介质的一种电泳方法。对于分子量较大的样品，如大分子核酸、病毒等，一般可采用孔径较大的琼脂糖凝胶进行电泳分离。琼脂糖凝胶电泳的分析原理与其他支持物电泳最主要区别是：它兼有"分子筛"和"电泳"的双重作用。蛋白质和核酸会根据 pH 不同带有不同电荷，在电场中受力大小不同，因此跑的速度不同，根据这个原理可将其分开。

（三）材料与试剂

1. **实验器材**

电泳仪、电泳槽、移液器、凝胶成像仪。

2. **材料与试剂**

SYBR safe gelstain 核酸染料、DNA marker、1×TAE 缓冲溶液、链霉菌基因组 DNA、6×DNA 上样缓冲液。

（四）操作步骤

1. 称取 1g 琼脂糖，放入锥形瓶中，加入 100ml 1×TAE 缓冲液、10μl SYBR safe gelstain，置微波炉或电热套加热至完全熔化，取出摇匀，则为 1% 琼脂糖凝胶液。

2. 将制胶槽放置于水平位置，放好样制胶板、制胶梳；将冷却至 60℃ 左右的琼脂糖凝胶缓缓倒入制胶板，直至制胶板上形成一层均匀的胶面（注意不要形成气泡）；待胶凝固后，取出制胶梳，并放在电泳槽内，加入电泳缓冲液至电泳槽中。

3. 用移液器吸取 5μl DNA marker 加入最左侧加样孔内，作为分子标记。

4. 用移液器吸取 1μl 6× 上样缓冲液与 5μl 上述实验中基因组 DNA 充分混匀后，加入 DNA marker 后面的加样孔中，并记录加样顺序及样品名称。

5. 电泳：接通电泳槽与电泳仪的电源（注意正负极，DNA 片段从负极向正极移动）。DNA 的迁移速度与电压成正比，最高电压不超过 5V/cm。当溴酚蓝染料移动到距凝胶前沿 1~2cm 处，停止电泳。

6. 观察：将电泳后的凝胶放在凝胶成像仪中观察结果，如图 6-5 所示。

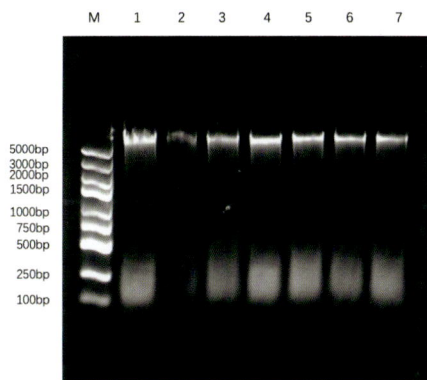

▲ 图 6-5 细菌基因组 DNA 琼脂糖凝胶电泳结果

M 为 5kb DNAmarker；1~7 为细菌基因组 DNA

（五）注意事项

1. 记录每个加样孔的 DNA 编号及加样顺序，以免混淆。

2. 琼脂糖凝胶倒胶时不宜过厚，影响结果的判断。

3. 注意电极方向。

（六）问题分析与思考

1. 简述 DNA marker 的作用。

2. 简述注意电极方向对电泳结果的影响。

七、16S rDNA PCR 扩增

（一）目的要求

1. 学习利用 PCR 技术扩增 DNA 片段的基本原理。

2. 掌握 PCR 技术的常规操作和注意事项。

（二）实验原理

聚合酶链式反应（polymerase chain reaction）是体外克隆基因的重要方法，它可在几个小时内使模板分子扩增百万倍以上。因此能用于从微量样品中获得目的基因，同时完成了基因在体外的克隆，是分子生物学及基因工程中极为有用的研究手段。PCR 扩增是由变性、退火（复性）、延伸 3 个步骤反复循环实现的。PCR 反应体系包括 1 对引物、底物 dNTP、Mg^{2+}、模板、DNA 聚合酶、反应缓冲液。

（三）仪器与材料

1. 实验仪器

PCR 仪、20～200μl 移液器、1～10μl 移液器、0.5ml PCR 管等。

2. 材料与试剂

PCRmix 聚合酶、引物 27F、引物 1492R、模板 DNA、无菌水。

（四）操作步骤

1. 16S rDNA 的 PCR 体系配制（表 6-1）

在 0.5ml PCR 管中按照下表依次加入各组分，并充分混匀。

表 6-1　PCR 反应体系的成分与配比	
反应物	体积 /μl
基因组 DNA	1
PCRmix 酶	25
27F	1
1492R	1
无菌水	22

2.将上述 PCR 管置于 PCR 仪中，设定如下 PCR 程序：预变性 95℃ 5min，变性 95℃ 45s，退火 55℃ 40s，延伸 72℃ 1.5min，变性 – 延伸 30 循环，终延伸 72℃ 10min。

3.待上述反应结束后，吸取扩增样品 5μl，采用琼脂糖电泳来分析扩增结果，大小约为 1.5kb，如图 6-6 所示。剩余 PCR 产物置于 4℃冰箱保存，备用。

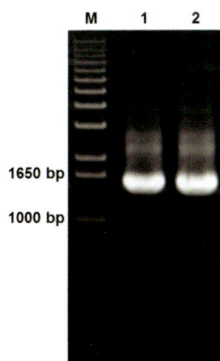

▲ 图 6-6　细菌 16S rDNA 琼脂糖凝胶电泳结果

M 为 Marker；1 和 2 为 16S rDNA

（五）注意事项

1.为了避免交叉污染，每次取样品时务必更换吸头。

2.配制 PCR 反应体系时要防止错加、漏加。

3.配制完 PCR 反应体系后，用手指轻弹管壁使溶液混匀，也可用微量离心机离心一下，使溶液集中在管底，使各组分充分混匀。

4. PCR 技术反应体系用量都极少，必须严格注意上样量的正确性，确认样品确实被加入反应体系。

（六）问题分析与思考

1.简述 PCRmix 酶的成分及作用。

2.根据电泳结果判断链霉菌 16S rDNA PCR 产物的大小。

八、链霉菌分子生物学鉴定

（一）目的要求

1.了解 16S rDNA 鉴定微生物的原理。

2.学会使用 NCBI 网站比对 DNA 序列进行分析。

（二）实验原理

原核生物核糖体 RNA 按沉降系数分为 3 种，分别为 5S、16S 和 23S rRNA。16S rRNA 为核糖体的 RNA 的一个亚基，16S rDNA 就是编码该亚基的基因。16S rDNA 因其序列在物种间的高度多样性，16S rDNA 基因全长 1500～1600 bp。16S rDNA 由于其种类少，含量大，分子大小适中，在结构与功能上具有高度的保守性。同时还含有中度保守和高度变化的序列区域，具有高变性。可变区序列因细菌不同而异，恒定区序列基本保守，所以可以利用恒定区序列设计引物，将 16S rDNA 片段扩增出来，利用可变区序列的差异对不同菌属、菌种的细菌进行分类鉴定。

（三）仪器与材料

1. 实验器材

计算机电脑。

2. 材料与试剂

16S rDNA 序列。

（四）操作步骤

1. 将 PCR 扩增获得的 16S rDNA 送样至测序公司，获得 DNA 序列。

2. 打开 NCBI 网站 https://www.ncbi.nlm.nih.gov/，找到 BLAST 选项，获得图 6-7 界面。

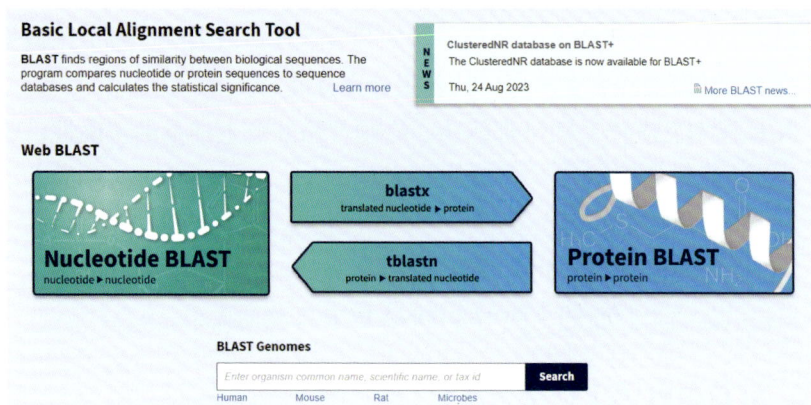

▲ 图 6-7　NCBI 网站示例

3. 点击 Nucleotide BLAST，进入序列输入界面，图 6-8 所示。

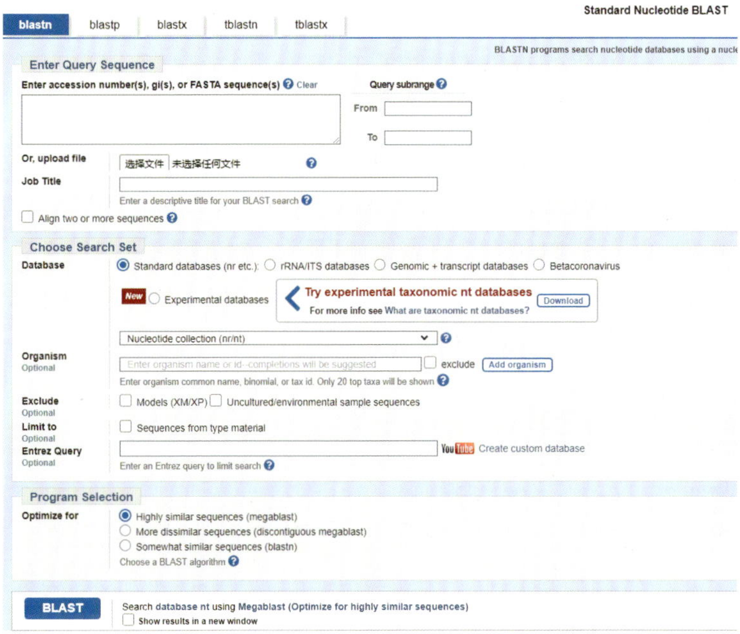

▲ 图 6-8　Nucleotide BLAST 界面

4. 在 Enter Querysequence 输入框内输入 16S rDNA 序列，如 ACGCCGATT
GCACCTTCGACAGCTCCCTCCCACAAGGGGTTGGGCCACCGGCTTCGGGTG
TTACCGACTTTCGTGACGTGACGGGCGGTGTGTACAAGGCCCGGGAACGTA
TTCACCGCAGCAATGCTGATCTGCGATTACTAGCAACTCCGACTTCATGGGG
TCGAGTTGCAGACCCCAATCCGAACTGAGACCGGCTTTTTGAGATTCGCTC
CACCTTGCGGTATCGCAGCTCTTTGTACCGGCCATTGTAGCACGTGTGCAGC
CCAAGACATAAGGGGCATGATGACTTGACGTCGTCCCCACCTTCCTCCGAG
TTGACCCCGGCGGTCTCCCGTGAGTCCCCATCCTCCCAAAAGGTGTGGTGA
ACACGCGACAAGGGGTGCGCTCTCTGTGGGACATTTACCACCATATCTCAA
CACAAGATGTGAACACACATGTGCCCCCTGTGCATAGACACCACGGGGGGG
ACCCTCTCTGAGGTGTGTTTCGGGGTATGTGAAGACTCGTGAAAGGGCTTCTC
GCGGCGCGGAATTAAAACACATGTGCTCCCGTGCGTGCGGGGCCCCGTGAC
TACCTTTGAGAGTTATACTCGCGCCCCACTCTCCAGACGCGGCACTTAAAG
TGTGATATGCGCCACGGACACCACGTGGTGTGGCCCCACATAGAGCTCACA
GCGTACACCGTGTAGTATAACGGGATATATTACTGTGCGCTCTCCACACTCTC

TCTCTCTCAGCGACAATAGTGCCACAGATATGCCCTCCGCGACCCCTGTGTCTCTCGAGATATGTGCGTATCACAGCTACACACGAAAATCGATATCTCCTATACACTCTATACTGTGCGTATATACTGTGCAGACGGGTAAGCCGGGTTTTCACCGAACGAGACACGCGTAGAAGCTCTAGCGCATAATATCCGACACAGCGTTGCGCTCTGCATATCCGGCGCTGTGACGTAGATATACCGGCTCTCTCACGGACGGACTCTCGATCTTC 点击 BLAST，进入运行程序，等待结果。

5. 如图 6-9 所示获得 BLAST 结果，与所输入 16S rDNA 序列比对结果均为链霉菌，因此通过分子生物学方法确定该菌株为链霉菌。

select all 0 sequences selected GenBank Graphics Distance tree of results MSA Viewer

Description	Scientific Name	Max Score	Total Score	Query Cover	E value	Per. Ident	Acc. Len	Accession
Streptomyces sporangiiformans strain NEAU-SSA 1 16S ribosomal RNA, partial sequence	Streptomyces sp...	728	728	82%	0.0	82.80%	1521	NR_169455.1
Streptomyces erythrogriseus strain ADMT11 16S ribosomal RNA gene, partial sequence	Streptomyces er...	726	726	80%	0.0	83.25%	1431	KT454970.1
Streptomyces montanus strain NEAU-C151 16S ribosomal RNA, partial sequence	Streptomyces m...	723	723	82%	0.0	82.73%	1528	NR_170407.1
Streptomyces sp. E2N167 16S ribosomal RNA gene, partial sequence	Streptomyces sp...	721	721	80%	0.0	83.17%	1484	KX279577.1
Streptomyces sp. E2N165 16S ribosomal RNA gene, partial sequence	Streptomyces sp...	721	721	80%	0.0	83.17%	1484	KX279575.1
Streptomyces sp. NA03103 chromosome, complete genome	Streptomyces sp...	719	4316	80%	0.0	83.15%	8088762	CP054920.1
Streptomyces sp. strain HB-N217 16S ribosomal RNA gene, partial sequence	Streptomyces sp.	719	719	80%	0.0	83.15%	1528	MT393585.1
Streptomyces sp. strain MDF1 16S ribosomal RNA gene, partial sequence	Streptomyces sp.	719	719	80%	0.0	83.15%	1441	MN498023.1
Streptomyces sp. RCPT3-28 gene for 16S ribosomal RNA, partial sequence	Streptomyces sp.	719	719	80%	0.0	83.15%	1494	LC489253.1
Streptomyces sp. KK6-31 gene for 16S ribosomal RNA, partial sequence	Streptomyces sp.	719	719	80%	0.0	83.15%	1469	LC487798.1

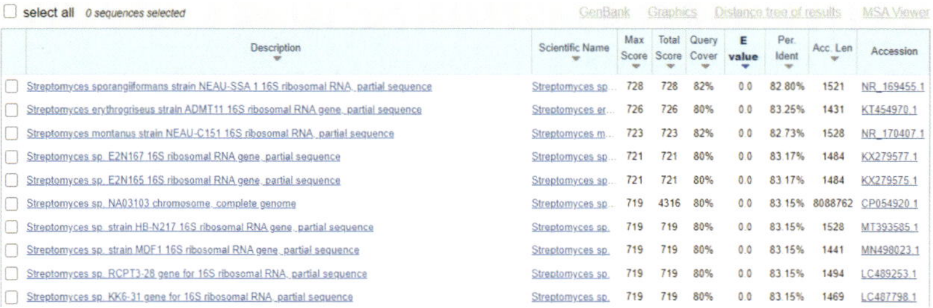

▲ 图 6-9　细菌入 16S rDNA 序列比对结果

（五）注意事项

1. 16S rDNA 鉴定是基于 PCR 的鉴定方法，与其他 PCR 鉴定方法一样存在容易污染，获得假阳性结果，应注意做好阴性对照。

2. 16S rDNA 序列大小 1500～1600bp，如测序不完全拼接，会影响 BLSAT 结果。

（六）问题分析与思考

1. 为什么选择 16S rDNA 进行菌种鉴定？

2. 如何对真核生物进行分子生物学鉴定？

（赵志龙）

第7章　微生物药物克拉维酸的发酵与检测

一、实验简介

克拉维酸是由棒状链霉菌产生的微生物药物。克拉维酸属于不可逆性竞争型 β- 内酰胺酶抑制药，对金葡菌产生的 β- 内酰胺酶和广泛存在于肠杆菌属细菌、流感杆菌、淋球菌和卡他布汉菌的质粒介导的 β- 内酰胺酶有显著的抑制作用，对肺炎杆菌、奇异变形杆菌和脆弱类杆菌所产生的染色体介导的 β- 内酰胺酶也有明显抑制效果。

通过本实验，学生可以了解放线菌工业菌种的活化步骤，掌握链霉菌的孢子培养技术及单孢分离技术；掌握孢子收集步骤，液体菌种的制备技术和质量要求；了解发酵种子的接种量和接种时机，掌握液体发酵的操作技术；了解次级代谢物的生物活性测定原理，掌握发酵效价的生物活性测定方法。经过本实验的训练，可以提高学生将课程知识应用到生产实践的能力，培养学生创业热情。实验流程图如图 7-1 所示。

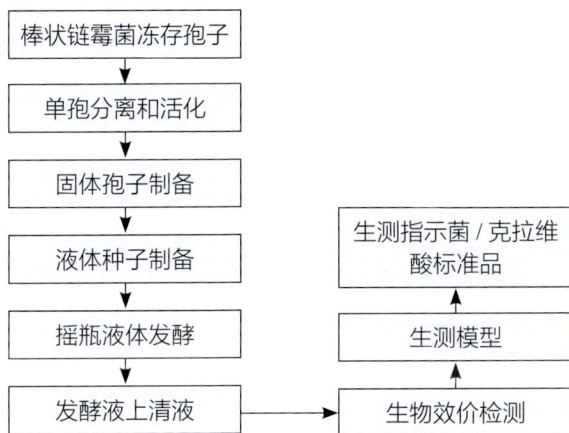

▲ 图 7-1　实验流程图

二、生产菌种的活化与分离

（一）实验目的

了解放线菌工业菌种的活化步骤，掌握链霉菌的孢子培养技术及单孢分离技术，了解菌丝和孢子的形态。

（二）实验原理

克拉维酸属于不可逆性竞争型 β− 内酰胺酶抑制药，于 1976 年分离自棒状链霉菌（*Streptomyces clavuligerus*）。棒状链霉菌属于放线菌门（Actinobacteria），放线菌纲（Actinobacteria），放线菌目（Actinomycetales），链霉菌科（Streptomycetaceae），链霉菌属（*Streptomyces*）。棒状链霉菌的基内菌丝不分裂也不生长孢子，由浅黄到灰黄，不产生可溶性色素。气生菌丝体为网状，末端分裂成许多孢子，每个短棒状侧链通常生长 1～4 个孢子，孢子形状长椭圆柱形，平均长度是 0.64～1.53μm，气生菌丝颜色由暗灰绿到中等灰色。

微生物菌种的分离纯化的目的是从出发菌株中获得正常型的纯种微生物。放线菌的单孢子分离其基本原理和方法是将待分离的样品进行一定的稀释，并使微生物的孢子以尽量分散的状态存在，然后让其单个细胞生长成一个个纯种单菌落。

（三）材料与试剂

1. 生物学材料：棒状链霉菌冻存孢子（−80℃）。

2. 培养基：SCA 固体培养基，用于菌种活化和培养孢子。

3. 耗材：玻璃平皿、500ml 蓝盖瓶、塑料涂布棒、2ml 离心管、1ml 移液器及枪头、200μl 移液器及枪头、离心管面板、油性记号笔、擦镜纸、无水乙醇。

4. 试剂：50ml 无菌水 / 蓝盖瓶、75% 酒精喷壶或棉球。

5. 仪器：超净工作台、旋涡振荡器、恒温恒湿培养箱、显微镜。

（四）实验步骤

1. 生产菌种的活化

(1) 从冰箱拿出冻存的孢子甘油管，室温解冻。

(2) 用无菌水梯度稀释孢子至 10^{-8}。

(3) 分别取 200μl 稀释倍数为 10^{-8} 和 10^{-3} 的孢子悬液涂布到平板。

(4) 在超净工作台上吹干平板（无菌风）。

(5) 平板转移到 25℃，RH50% 恒温恒湿培养箱培养 7～12 天。

(6) 每天观察菌种的生长情况，做好记录。培养好的棒状链霉菌孢子如图7-2所示。

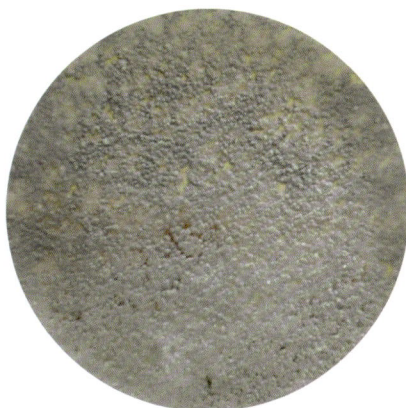

▲ 图 7-2　固体培养基上的棒状链霉菌孢子

2.链霉菌的单孢子分离

(1) 从培养箱拿出上期培养的平板，观察密集孢子及单个孢子的生长情况差异。

(2) 从密集孢子上挑取孢子及菌丝，加无菌水涂布载玻片，固定，染色，显微镜观察，分析菌丝、孢子的形态差异。

(3) 挑取单个孢子转移划线到新 SCA 固体平板。

(4) 平板转移到 25℃，RH50% 恒温恒湿培养箱培养 7～12 天。

（五）注意事项

1.实验过程中，注意无菌操作。

2.实验过程中危险因素：75% 酒精、酒精灯，使用时需格外小心。尤其以75% 酒精进行表面消毒时不要靠近火焰，以免灼伤手部。

3.接种针灼烧后，不应立即进行挑菌操作，应稍等接种针达到不烫手的温度后，方可进行操作。

（六）问题分析与思考

1.在将单孢子划线并培养后，平板上长出杂菌或者未长出任何菌，请分析其可能的原因分别有哪些。

2.在培养过程中平板上微生物的颜色会发生什么变化。

三、发酵液体种子的制备

（一）实验目的

掌握孢子收集步骤，液体菌种的制备技术和质量要求。

（二）实验原理

菌株扩大培养的关键是做好种子的扩大培养，影响种子培养的主要因素包括营养条件、培养条件、染菌的控制、种子级数和接种量等。适宜的种子生长条件对发酵结果很重要，发酵必须使用生长良好的种子进行接种。种子的浓度和质量对最终产物的产量具有很大影响，摇瓶发酵实验可以考察种子质量的好坏。作为种子的原则是：菌种细胞的生长活力强，移种至发酵培养基后能迅速生长，延滞期较短；生理性能稳定；菌体总量及菌体密度能满足大容量发酵的要求；无杂菌污染；保持稳定的生产能力。

（三）材料与试剂

1. 生物学材料：上期孢子平板。

2. 培养基：SCZ 液体培养基，用于液体培养发酵种子。

3. 耗材：玻璃平皿、500ml 蓝盖瓶、塑料涂布棒、2ml 离心管、1ml 移液器及枪头、200μl 移液器及枪头、离心管面板、油性记号笔、擦镜纸、无水乙醇、无菌脱脂棉花。

4. 试剂：50ml 无菌水 / 蓝盖瓶、75% 酒精喷壶或棉球。

5. 仪器：超净工作台、旋涡振荡器、恒温恒湿培养箱、显微镜。

（四）实验步骤

1. 在 10ml 无菌离心管中加入 5ml 无菌水，用接种环刮下适量的孢子加入，旋涡振荡分散孢子。

2. 取脱脂棉花放入注射器，将孢子悬液用注射器过滤到新的 10ml 离心管。

3. 取 1ml 孢子悬液接种到 50ml/ 瓶 SCZ 培养基中。

4. 转移到 25℃摇床，每分钟 250 转，培养 48h。

5. 每天连续观察培养液的外观变化。

6. 2 天后涂片，美蓝染色，显微镜观察菌丝生长状态，如图 7-3 所示。

（五）注意事项

1. 实验过程中，注意无菌操作，尤其是对于链霉菌这种生长周期较长的菌

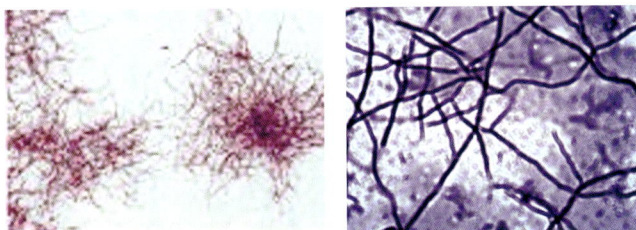

▲ 图 7-3　放线菌的菌丝显微镜照片

种，需要格外注意无菌操作。

2. 实验过程中危险因素：75% 酒精、酒精灯，使用时需格外小心。尤其以 75% 酒精进行表面消毒时不要靠近火焰，以免灼伤手部。

3. 种子培养过程中，注意染菌的可能，对于出现明显染菌的种子，应进行及时处理；对于怀疑有染菌但不能确定染菌的，应通过镜检或者染色的方法确定。

（六）问题分析与思考

1. 若种子培养过程中，发现有染菌的问题，请你思考可能存在的染菌的原因有哪些？

2. 为什么发酵种子的培养采用液体培养基，而不是固体培养基？请写出你认为的理由。

四、克拉维酸的液体发酵

（一）实验目的

了解发酵种子的接种量和接种时机，掌握液体发酵的操作技术。

（二）实验原理

微生物发酵是利用微生物，在适宜的条件下，将原料经过特定的代谢途径转化为人类所需要的产物的过程。液体发酵技术是现代生物技术之一，它是指在生化反应器中，模仿自然界将食药用菌在生育过程中所必需的糖类、有机和无机含有氮素的化合物、无机盐等一些微量元素，以及其他营养物质溶解在水中作为培养基，灭菌后接入菌种，通入无菌空气并加以搅拌，提供食用菌菌体呼吸代谢所需要的氧气，并控制适宜的外界条件，进行菌丝大量培养繁殖的过程。工业化大规模的发酵培养即为发酵生产，亦称深层培养或沉没培养。工业化发酵生产必须采用发酵罐，而实验室中发酵培养多采用三角瓶。得到的发酵液中含有菌体、被菌体分解及未分解的营养成分、菌体产生的代谢产物。发酵液直接供作药用或供分离提取，也可以作液体菌种。

（三）材料与试剂

1. 生物学材料：发酵种子。

2. 培养基：SCF 液体培养基，用于液体发酵。

3. 耗材：250ml 三角瓶、1ml 移液器及枪头、离心管面板、酒精灯、打火机和接种环、载玻片、油性记号笔。

4. 试剂：75% 酒精喷壶或棉球、亚甲蓝染色液、擦镜纸、无水乙醇、三油酸甘油酯。

5. 仪器：超净工作台、旋涡振荡器、恒温恒湿培养箱、显微镜。

（四）实验步骤

1. 挑取教师培养的液体种子，涂片，在已干燥、固定好的抹片上，滴加适量的美蓝染色液，染色 1～2min，水洗，沥去多余的水分，吸干或烘干，显微镜观察菌丝生长状态。

2. 取 600μl 前体（三油酸甘油酯）加入 50ml/ 瓶 SCF 液体培养基。

3. 取 5ml 发酵种子接种到 50ml/ 瓶 SCF 液体培养基。

4. 转移到 25℃摇床，每分钟 250 转，培养 6～8 天。

5. 连续观察培养液的外观变化；可以显微镜观察菌丝生长状态。

（五）注意事项

1. 实验过程中，注意无菌操作，尤其是对于链霉菌这种生长周期较长的菌种，需要格外注意无菌操作。

2. 实验过程中危险因素：75% 酒精、酒精灯，使用时需格外小心。尤其以 75% 酒精进行表面消毒时不要靠近火焰，以免灼伤手部。

3. 种子接种发酵培养基前，要严格检查种子中是否染菌，对已经确定染菌的种子，坚决不能进行发酵培养基的接种；对于不确定染菌的菌株，需进行反复确认后，再做处理，不能抱有侥幸心理，以免发酵过程及最终产量产生致命的影响。

（六）问题分析与思考

1. 若发酵培养过程中，发现有染菌的问题，请你思考可能存在的染菌的原因有哪些？

2. 发酵培养基的成分如何影响最终的发酵产量，请简要概述。

补充知识：亚甲的染色原理

亚甲蓝（Methylene blue）中文命名：3,7- 双（二甲氨基）吩噻嗪 -5- 翁氯化物，又称美蓝、次甲基蓝、亚甲蓝、品蓝，是一种芳香杂环化合物。被用作化学指示剂、染料、生物染色剂和药物使用。亚甲蓝的水溶液在氧化性环境中蓝色，但遇锌、氨水等还原剂会被还原成无状态。活细胞内具有还原次甲基蓝呈无色的一种还原酶，当细胞浸于美蓝溶液时，色素渗入细胞内，活细胞内的还原酶能使其脱色，但死细胞内的还原酶由于失活，不发生脱色作用，故被染成蓝色。

五、发酵效价的生物测定

（一）实验目的

了解次级代谢物的生物活性测定原理，掌握发酵效价的生物活性测定方法。

（二）实验原理

生物效价测定是抗生素原料、中间体及成品效价常用的测定方法，该法灵敏度高、专属性强、微量抗生素（0.5U/ml）即可检出。抗生素效价的生物测定有稀释法、比浊法、扩散法三大类。管碟法是扩散法中的一种，将已知浓度的标准溶液与未知浓度的样品溶液在含有敏感性试验菌的琼脂表面进行扩散渗透，比较两者对被试菌的抑菌作用，求出抑菌圈的大小，以测定抗生素的浓度。在一定范围内，浓度与抑菌圈直径在双周半对数表上（浓度为对数值，抑菌圈直径为数字值）成直线函数的关系，由此绘制成标准曲线，从样品的抑菌圈大小可在标准曲线上求得其效价。由于利用抗生素抑制敏感细菌的特点，所以符合临床使用的实际情况，而且灵敏度也很高，不需特殊设备，故一般实验室及生产上多采用此法。但此法也有缺点，即操作步骤多，手续繁杂，培养时间长、得出结果慢。尽管如此，由于它有上述的独特优点而被世界各国所公认，成为国际通用的方法被列入各国药典法规的范围内。

本实验将克拉维酸标准品滴加到滤纸上，利用溶液在滤纸上扩散，形成在含有指示菌培养基上的均匀扩散，测定不同浓度的克拉维酸的抑菌圈大小，从而绘制标准曲线，进而建立了克拉维酸生物测定模型。同时利用克拉维酸在琼脂培养基的扩散渗透作用，将不同菌落的发酵液滴加在培养基上，由此产生不同的抑菌圈，从而能够比较不同菌落克拉维酸产量的大小。

（三）材料与试剂

1. 生物学材料：上期发酵液、指示菌（产 β- 内酰胺酶的大肠杆菌）。

2. 培养基：LA 培养基，用于制作生物测定平板。

3. 耗材：一次性平皿、500ml 蓝盖瓶、根塑料涂布棒、镊子、6mm 滤纸片、2ml 离心管、1ml 移液器及枪头、10μl 移液器及枪头、离心管面板、5ml 注射器、0.22μm 滤器、酒精灯、打火机和接种环、载玻片、记号笔。

4. 试剂：50ml 无菌水 / 蓝盖瓶、75% 酒精喷壶或棉球、AMP 储存母液、克拉维酸标准品、美蓝染色液、擦镜纸、无水乙醇。

5. 仪器：显微镜、超净工作台、37℃培养箱。

（四）实验步骤

1. 生测模型的建立

(1) 配制 2～14mg/ml 系列浓度的克拉维酸溶液。

(2) 取 200μl 指示菌涂布到含 AMP 的 LA 平板，用镊子取数个 6mm 滤纸片放在 LA 平板上，晾干。

(3) 分别取 5μl 不同浓度的克拉维酸溶液到滤纸片，超净工作台上晾干。

(4) 平板转移到 37℃培养箱，过夜培养。

(5) 第二天观察抑菌圈直径，测量，绘制标准曲线，计算相关系数，确定线性范围。

2. 发酵液生物效价检测

(1) 挑取发酵液，涂片，美蓝染色，显微镜观察菌丝生长状态和是否染菌。

(2) 取 200μl 指示菌涂布到含 AMP 的 LA 平板，加上数个 6mm 滤纸片。

(3) 取 500μl 发酵液到注射器，用 0.22μm 滤器过滤。

(4) 取 5μl 发酵液的滤液到 6mm 滤纸片，吹干。

(5) 平板转移到 37℃培养箱，过夜培养。

(6) 第二天观察抑菌圈直径，测量，比较发酵效价。

(7) 挑选效价较高的菌，保种。

（五）注意事项

1. 生物效价测定中，指示菌的相关操作要严格进行无菌操作，避免杂菌污染。若存在杂菌污染，对生物测定结果产生较大误差，实验结果不可信。

2. 在滴加抗生素到平板的时候，由于毛细管内抗生素溶液往往会有气泡，或者毛细管开口端有液体残留，继续滴加容易造成气泡膨胀破裂，使溶液溅落在琼脂培养基表面造成破圈。因此一旦毛细管中出现气泡或残留，就重新吸取抗生素溶液进行滴加，毛细管口应避免太细，滴加的时候离开小钢管口距离不要太高。滴加中若有溅出，可用滤纸片轻轻吸去，不致造成破圈。

3. 滴加了抗生素溶液后的平板忌震动，要轻拿轻放。在搬运到培养箱的过程中，可以预先在培养箱中垫上报纸铺平，再把平板连同垫于桌上的玻璃板小心运至培养箱，缓慢推入箱内。

4. 培养时间需适当控制，时间太短会造成抑菌圈模糊，太长则会使菌株对抗生素的敏感性下降，在抑菌圈边缘的菌继续生长，使得抑菌圈变小。

5. 用游标卡尺测量抑菌圈直径，可以在平板底部垫一张黑纸，在灯光下测量。不能把平板翻转过来测量抑菌圈直径，因为底面玻璃折射会影响抑菌圈测量的准确度。

（六）问题分析与思考

1. 生物效价测定实验室被其他链霉菌污染会导致什么后果？

2. 抑菌平板在操作、培养及测定抑菌圈时，应该注意哪些事项？

3. 思考为什么在指示菌培养过程中，能够在添加有氨苄西林的 LA 平板上生长？

4. 与 HPLC 分析方法相比，生物效价的方法有什么优点和缺点？

（钟传青　曹广祥）

第8章　微生物药物纳他霉素的发酵与检测

一、实验简介

放线菌是一类介于细菌与真菌之间的单细胞微生物。放线菌在土壤中分布最多，大多数生活在含水量较低、有机质丰富和微碱性的土壤中。放线菌大都好氧，属于化能异养，菌丝纤细，分枝，常从一个中心向周围辐射生长。不少菌种在医药、农业和工业上广泛应用，可产生抗生素，现已发现和分离出的由放线菌产生的抗生素多达4000多种，其中，有50多种抗生素已经广泛地得到应用，如链霉素、红霉素、土霉素、四环素、金霉素、卡那霉素、氯霉素等用于临床治疗人的多种疾病；有些可生产蛋白酶、葡萄糖异构酶；有的用于农业生产，如灭瘟素、井冈霉素、庆丰霉素等。

纳他霉素（Natamycin）是一种天然、广谱、高效的多烯大环内酯类抗真菌药。其分子式为$C_{33}H_{47}NO_{13}$，分子量为665.75，熔点为280℃。纳他霉素的分子结构中含有一个由26个碳原子组成的内酯环骨架结构，其中4个共轭双键形成了多烯发色团，在内酯环外还连接了一个海藻氨基糖。与其他大环内酯类物质相同，其分子结构中的多烯结构为平面大环内酯环状结构，该结构与甾醇化合物具有高度亲和性，此性质赋予了纳他霉素的抗真菌活性。当纳他霉素与真菌细胞膜上的甾醇类化合物结合后，能够引起真菌细胞膜结构的改变，进而使细胞膜发生破裂，细胞内容物渗透，使得真菌细胞死亡。细菌的细胞膜不存在甾醇化合物，使得细菌对纳他霉素不敏感，因此纳他霉素对细菌没有抑制作用。

本实验涵盖了微生物发酵学科的基本实验操作技术，包括菌种活化、菌种纯化、液体种子制备、液体发酵和生物活性物质检测等。旨在提高学生动手能力之外，着重培养学生的创新性思维，以保证学生修完本课程后能较快地开展相应研究工作，更好地适应将来参加工作的需要。

二、纳他霉素生产菌种的活化与分离

（一）目的要求

1. 了解放线菌工业菌种的活化步骤。

2. 掌握链霉菌的孢子培养技术及单孢分离技术。

3. 了解菌丝和孢子的形态。

（二）实验原理

放线菌是一类介于细菌与真菌之间的单细胞微生物。放线菌在土壤中分布最多，大多数生活在含水量较低、有机质丰富和微碱性的土壤中。多数情况下，泥土中散发出的"泥腥味"就是由放线菌中链霉菌产生的土腥素造成的。放线菌大都好氧，属于化能异养，菌丝纤细，分枝，常从一个中心向周围辐射生长。因其生长具辐射状，故名放线菌。放线菌能像真菌那样形成分枝菌丝，并在菌丝末端产生外生的分生孢子，有些种类甚至形成孢子囊，因而曾被误认是真菌。但其菌落较小而致密，不易挑取。

常用的纳他霉素产生菌有以下三种。

1. 恰塔努加链霉菌（*S.chattanovgensis*），孢子丝呈现螺旋形，有时柔曲。孢子为表面带有细刺的球形或椭圆形。在琼脂平板上，处于生长期的气生菌丝呈白色，继续培养后，逐渐变为灰色；基内菌丝、可溶色素则由橙黄色至深黄橙色。

2. 纳塔尔链霉菌（*S.natalensis*），孢子丝呈 2～5 圈松散螺旋形。孢子为表面带小刺的球形或卵圆形。在琼脂平板上，处于生长期的气生菌丝成白色，继续培养后，逐渐变为黄灰色；基内菌丝无色素；可溶色素无或迹量黄色。

3. 褐黄孢链霉菌（*S.gilvosporeus*），孢子丝呈螺旋形，孢子为表面带刺的球形或卵圆形。在琼脂培养基上，气生菌丝生长丰茂，浅褐色、边缘白色，基内菌丝浅黄色至浅褐色（图 8-1）。

此外，有报道称利迪链霉菌（*Streptomyces lydicus* A02）也能够产生纳他霉素，由于其发酵产量较低，尚无利用该菌应用于生产。

微生物菌种的分离纯化的目的是从出发菌株中获得正常型的纯种微生物。放线菌的单孢子分离其基本原理和方法是将待分离的样品进行一定的稀释，并使微生物的孢子以尽量分散的状态存在，然后让其单个细胞生长成一个个纯种单菌落。

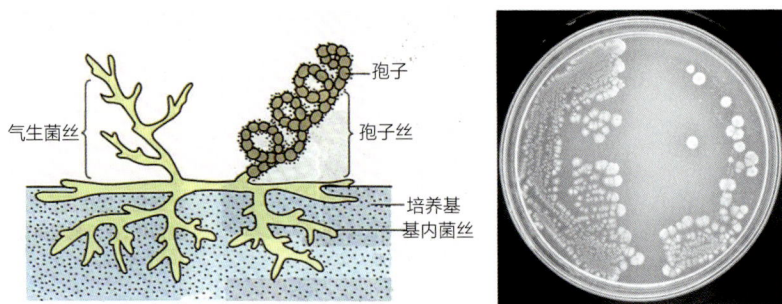

▲ 图 8-1　链霉菌形态示意及单菌落图

（三）仪器与材料

(1) 生物学材料：褐黄孢链霉菌 F607 冻存孢子（-80℃）。

(2) 培养基：MS 固体培养基，用于菌种活化和培养孢子：甘露醇 20.0g/L，大豆粉 20.0g/L，琼脂粉 15.0g/L。

(3) NTZ 固体培养基：种子活化培养基：葡萄糖 10g/L，酵母提取物 3g/L，大豆蛋白胨 5g/L，麦芽浸粉 3g/L。

(4) 耗材：玻璃平皿、500ml 蓝盖瓶、塑料涂布棒、2ml 离心管、1ml 移液器及枪头、200μl 移液器及枪头、离心管面板、油性记号笔、擦镜纸、无水乙醇。

(5) 试剂：50ml 无菌水 / 蓝盖瓶、75% 酒精喷壶或棉球。

(6) 课堂仪器：超净工作台、旋涡振荡器、恒温恒湿培养箱、显微镜。

（四）操作步骤

1. 生产菌种的活化

(1) 取实验室甘油保存的冻存孢子甘油管，4℃解冻。

(2) 用无菌水梯度稀释孢子至 10^{-8}。

(3) 分别取 200μl 稀释倍数为 10^{-8} 和 10^{-3} 的孢子悬液涂布到 MS/NTZ 平板。

(4) 在超净工作台上吹干平板（无菌风）。

(5) 平板转移到 29℃，培养箱培养 3～4 天。

(6) 每天观察菌种的生长情况，做好记录。

2. 链霉菌的单孢子分离

(1) 待长满白色孢子后，从培养箱拿出上期培养的平板，观察密集孢子及单个孢子的生长情况差异。

(2) 从密集孢子上挑取孢子及菌丝，加无菌水涂布载玻片，固定，染色，显微镜观察，分析菌丝、孢子的形态差异。

(3) 挑取单个孢子转移划线到新 NTZ 固体平板。

(4) 平板转移到29℃，培养箱培养 4～5 天。

（五）注意事项

1. 实验过程中，注意无菌操作。

2. 实验过程中危险因素：75% 酒精、酒精灯，使用时需格外小心。尤其以 75% 酒精进行表面消毒时不要靠近火焰，以免灼伤手部。

3. 接种针灼烧后，不应立即进行挑菌操作，应稍等接种针达到不烫手的温度后，方可进行操作。

（六）问题分析与思考

在将单孢子划线并培养后，平板上长出杂菌或者未长出任何菌，请你分析其可能的原因分别有哪些。

三、纳他霉素生物活性检测模型的建立

（一）目的要求

1. 了解次级代谢物的生物活性测定原理。

2. 掌握生物活性测定的基本技术。

（二）实验原理

纳他霉素（Natamycin）是一种天然、广谱、高效的多烯大环内酯类抗真菌药。其分子式为 $C_{33}H_{47}NO_{13}$，分子量为 665.75，熔点为 280℃。纳他霉素的分子结构中含有一个由 26 个碳原子组成的内酯环骨架结构，其中 4 个共轭双键形成了多烯发色团，在内酯环外还连接了一个海藻氨基糖。纳他霉素成品为白色或奶油色无臭、无味的结晶粉末，有三分子水以结晶水的形式结合于纳他霉素分子之上。纳他霉素分子中含有一个碱性基团与一个酸性基团，等电点为 6.5。其分子结构见图 8-2 所示。

纳他霉素是一种 26 环多烯内酯类抗真菌药。与其他大环内酯类物质相同，其分子结构中的多烯结构为平面大环内酯环状结构，该结构与甾醇化合物具有高度亲和性，此性质赋予了纳他霉素的抗真菌活性。当纳他霉素与真菌细胞膜上的甾醇类化合物结合后，能够引起真菌细胞膜结构的改变，进而使细胞膜发生破裂，细胞内容物渗透，使得真菌细胞死亡。值得一提的是，纳他霉素对于正在繁殖的活细胞抑制效果较好，对于处于休眠状态的细胞则抑制效果不理想，

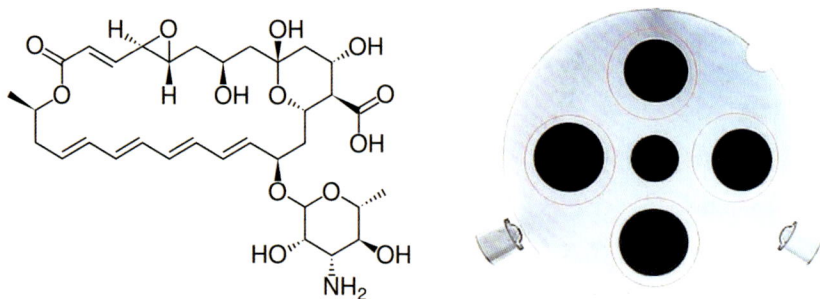

▲ 图 8-2 纳他霉素分子结构式及生物活性测定的平板模型示意（抗生素效价测定仪）

需要较高的浓度才能抑制。细菌的细胞膜不存在甾醇化合物，使得细菌对纳他霉素不敏感，因此纳他霉素对细菌没有抑制作用。

琼脂扩散法是抗生素效价测定的常用方法，利用抗生素在含敏感试验菌的琼脂培养基中的球面扩散渗透作用，用不同的实验设计方法将供试品和标准品接触于固体培养基表面，经培养后，抗生素向培养基中扩散，抑制细菌繁殖而形成一定的透明的抑菌圈，通过琼脂培养基，可观察并测量出抑菌圈的大小。在一定的抗生素浓度范围内，对数剂量（浓度）与抑菌圈的表面积或直径成正比。

本实验将纳他霉素标准品滴加到滤纸上，利用溶液在滤纸上扩散，形成在含有指示菌培养基上的均匀扩散，从而测定不同浓度的纳他霉素的抑菌圈大小，从而绘制标准曲线，进而建立了纳他霉素生物测定模型。

（三）仪器与材料

(1) 生物学材料：指示菌：酵母菌。

(2) 培养基

① YPD 或 YEPD（Yeast Extract Peptone Dextrosemedium）用于酵母菌的培养：1% 酵母提取物，2% 蛋白胨，2%D- 葡萄糖（固体培养基，加入 2% 琼脂粉）。

配制方法（1L）：溶解 10g 酵母提取物，20g 蛋白胨于 900ml 水中；葡萄糖配制为 20% 的母液。分开高压 115℃ 15min。使用前将 100ml 20%（葡萄糖）加入 YPD。

注：葡萄糖，酵母提取物，蛋白胨溶液混合后在高温下可能会发生化学反应，导致培养基成分变化，所以要分别灭菌后再混合。葡萄糖 115℃ 15min 灭菌。

②水琼脂平板：2% 的琼脂，121℃灭菌。

③ YPD 半固体培养基：1% 酵母提取物，2% 蛋白胨，2%D- 葡萄糖，0.5% 琼脂粉，分装 10ml/ 试管，115℃灭菌。

(3) 耗材：一次性平皿、500ml 蓝盖瓶、塑料涂布棒、镊子、6mm 滤纸片、2ml 离心管、1ml 移液器及枪头、200μl 移液器及枪头、10μl 移液器及枪头、离心管面板、称量纸及称量勺、油性记号笔。

(4) 试剂：50ml 无菌水 / 蓝盖瓶、75% 酒精喷壶或棉球、纳他霉素标准品。

(5) 课堂仪器：超净工作台、30℃培养箱、分析天平、抗生素效价测定仪。

（四）实验步骤

1. 滤纸片法

(1) 配制 1～10μg/ml 系列浓度的纳他霉素标准品溶液。

(2) 取 200μl 指示菌涂布到 YPD 平板，用镊子取数个 6mm 滤纸片放在 YPD 平板上，晾干；滤纸片放置方法参见附图。

(3) 分别取 5μl 不同浓度的纳他霉素溶液到滤纸片，超净工作台上晾干。

(4) 平板转移到 30℃培养箱，过夜培养。

(5) 第二天观察抑菌圈直径，手动或抗生素效价测定仪测量，绘制标准曲线，计算相关系数，确定线性范围。

2. 双层平板法

(1) 双层平板的制备：制备琼脂含量为 2.0% 的水琼脂培养基，冷却至 60℃左右，灭菌枪头准确量取 10ml 该培养基，加入水平放置的无菌平皿中，洁净工作台中晾干。

(2) 用无菌镊子取 6 个事先灭过菌的牛津杯均匀放在上述倒有琼脂的平皿中，放牛津杯时动作要轻。

(3) 制备琼脂含量为 0.5% 的 YPD 半固体培养基，恒温水浴锅中 55℃保温，每 100ml 半固体培养基接种 0.1ml 指示菌，混合均匀；10ml 半固体培养基，加入事先放好牛津杯的平板上，于超净工作台中晾干后，立即进行抑菌实验。

(4) 加样：在牛津杯的孔中加入 200μl 纳他霉素标准品，同时以甲醇作为阴性对照。加样前要在双层平板上做好标记，以免错加或漏加。加样后的平板，不能随意移动，要保持水平轻拿轻放。

(5) 培养及结果观察：加样结束后，将平板于恒温培养箱中，30℃培养 24h，即可观察结果。

（五）注意事项

1. 实验过程中，注意无菌操作。

2. 实验过程中危险因素：75% 酒精、酒精灯，使用时需格外小心。尤其以 75% 酒精进行表面消毒时不要靠近火焰，以免灼伤手部。

3. 纳他霉素的标准品溶液配制及稀释过程要严格，否则会造成标准曲线制作失败。滤纸片上滴加克拉维酸之后，不要再拖动滤纸，也不要倾斜平板，否则将使抑菌圈形状和大小出现较大误差。

4. 纳他霉素标准溶液稀释时应采用容量瓶，每一步稀释取样量不得少于 2ml。用刻度吸管吸取溶液前，要用待稀释液冲洗吸管 2～3 次；吸取溶液后，要用滤纸把刻度吸管外壁多余液体擦去，再从起始刻度开始放溶液。

（六）问题分析与思考

1. 思考除酵母菌外，还有什么菌能够作为指示菌测定纳他霉素含量？

2. 本实验测定纳他霉素效价的方法有什么优点和缺点？

四、纳他霉素发酵液体种子的制备

（一）目的要求

通过本实验，掌握孢子收集步骤，液体菌种的制备技术和质量要求。

（二）实验原理

大部分链霉菌和许多真菌都能产生孢子。孢子通常结成链状，可以通过水振荡分离洗菌落。适宜的种子生长条件对发酵结果很重要，发酵必须使用生长良好的种子进行接种。种子的浓度和质量对最终产物的产量具有很大影响，摇瓶发酵实验可以考察种子质量的好坏。作为种子的原则是：①菌种细胞的生长活力强，移种至发酵培养基后能迅速生长，延滞期较短；②生理性能稳定；③菌体总量及菌体密度能满足大容量发酵的要求；④无杂菌污染；⑤保持稳定的生产能力。

菌株扩大培养的关键是做好种子的扩大培养，影响种子培养的主要因素包括营养条件、培养条件、染菌的控制、种子级数和接种量等。种子培养应该根据菌种的特性创造一个最合理的培养条件，主要应考虑的影响因素如下。

(1) 培养基：培养基是微生物生长的主要营养来源，对于微生物生长繁殖、酶的活性与产量都有直接影响。微生物在营养吸收方面有它的多样性，不同的微生物对营养要求不一样，但他们所需的基本营养大体上是一致的，其中尤以碳源、氮源、无机盐、生长素和金属离子等最为重要。不同类型的微生物所需的培养基成分与浓度不完全相同。种子培养与发酵培养中培养基成分相同也是有益处的，可使得处于对数期的菌种移植到发酵培养基中时，处于最佳培养条件中，而不需要花费时间适应新环境的酶系。

(2) 种龄与接种量：种子培养时间的长短会明显影响发酵过程的进行。种龄过长或过短，不但会延长发酵周期，而且会降低产量，因此种子的种龄必须把控。接种量的大小会直接影响发酵周期，大量的接入成熟的菌种，可以缩短生长过程的延滞期，缩短发酵周期，节约发酵培养的动力消耗，提高设备利用率，有利于减少染菌概率。一般来讲，接种量和细胞生长的延滞期长短成反比。但接种量过大也没有必要，不仅会导致发酵成本的增加，也会过多地引入代谢废物，影响发酵的正常进行。

(3) 温度：温度对微生物生长的影响，不仅表现在细胞表面的作用上，而且因热平衡的关系，热传递至细胞内部，对胞内所有的结构物质都会产生影响，由于生命体的生命活动可以看作是相互连续进行的酶反应的表现，任何酶反应又都和温度有关。对微生物来讲，温度直接影响其生长和胞内酶的合成，通常在生物学范围内温度每升高10℃，细胞生长速度就加快1倍。

(4) pH：培养基的氢离子对微生物的生命活动有显著影响，各种微生物都有自己生长和合成酶的最适pH。培养基pH的调节方法主要有酸碱溶液、缓冲液及各种生理性缓冲液。

(5) 染菌：染菌是微生物种子培养的大忌，一旦发现染菌应及时进行处理，避免造成更大的损失，如果菌种不纯，则需要反复分离筛选，直至获得完全的纯种为止。平时应经常分离试管菌种，以防菌种衰退、变异和污染。对于种子培养要严格控制，保证种子质量，才能向发酵培养基中接种。

(6) 种子级数：种子级数越少，越有利于简化工艺及控制过程。级数少可以减少种子染菌的机会。种子级数的确定取决于菌种的性质、孢子瓶中孢子数、孢子发芽及菌丝繁殖速度等。

（三）材料与试剂

(1) 生物学材料：上期孢子平板。

(2) 培养基：NTZ培养基，种子活化培养基：葡萄糖10g/L，酵母提取物3g/L，大豆蛋白胨5g/L，麦芽浸粉3g/L。

(3) 耗材：玻璃平皿、500ml蓝盖瓶、塑料涂布棒、2ml离心管、1ml移液器及枪头、200μl 移液器及枪头、离心管面板、油性记号笔、擦镜纸、无水乙醇、无菌脱脂棉花。

(4) 试剂：50ml 无菌水 / 蓝盖瓶、75% 酒精喷壶或棉球。

(5) 课堂仪器：超净工作台、旋涡振荡器、恒温恒湿培养箱、显微镜。

（四）实验步骤

(1) 在 10ml 无菌离心管中加入 5ml 无菌水，用接种环刮下适量的孢子加入，旋涡振荡分散孢子。

(2) 取脱脂棉花放入注射器，将孢子悬液用注射器过滤到新的 10ml 离心管。

(3) 取 1ml 孢子悬液接种到 50ml/ 瓶 NTZ 培养基中。

(4) 转移到 29℃摇床，每分钟 220 转培养 48h。

(5) 每天连续观察培养液的外观变化。

(6) 2 天后涂片，美蓝染色，显微镜观察菌丝生长状态。

（五）注意事项

1. 实验过程中，注意无菌操作，尤其是对于链霉菌这种生长周期较长的菌种，需要格外注意无菌操作。

2. 实验过程中危险因素：75% 酒精、酒精灯，使用时需格外小心。尤其以 75% 酒精进行表面消毒时不要靠近火焰，以免灼伤手部。

3. 种子培养过程中，注意染菌的可能，对于出现明显染菌的种子，应进行及时处理；对于怀疑有染菌但不能确定染菌的，应通过镜检或者染色的方法确定。

（六）问题分析与思考

1. 若种子培养过程中，发现有染菌的问题，请你思考可能存在的染菌的原因有哪些？

2. 为什么发酵种子的培养需要用液体培养基，而不是固体培养基？请写出你认为的理由。

五、纳他霉素的液体摇瓶发酵

（一）目的要求

1. 了解发酵种子的接种量和接种时机。

2. 掌握液体发酵的操作技术。

（二）实验原理

微生物发酵是利用微生物，在适宜的条件下，将原料经过特定的代谢途径转化为人类所需要的产物的过程。液体发酵技术是现代生物技术之一，它是指在生化反应器中，模仿自然界将食药用菌在生育过程中所必需的糖类、有机和无机含有氮素的化合物、无机盐等一些微量元素，以及其他营养物质溶解在水中作为培养基，灭菌后接入菌种，通入无菌空气并加以搅拌，提供食用菌菌体呼吸代谢所需要的氧气，并控制适宜的外界条件，进行菌丝大量培养繁殖的过程。工业化大规模的发酵培养即为发酵生产，亦称深层培养或沉没培养。工业化发酵生产必须采用发酵罐，而实验室中发酵培养多采用三角瓶。得到的发酵液中含有菌体、被菌体分解及未分解的营养成分、菌体产生的代谢产物。发酵液直接供作药用或供分离提取，也可以作液体菌种。

微生物液体发酵中，培养基成分对发酵的生产周期及最终产量具有决定性的影响。

1. **碳源**　碳源的含义为营养物化学成分中必需含有大量的"C"元素，即含有"碳水化合物"。碳源主要用于供应菌株生命活动所需要的能量，构成菌体细胞及代谢产物，是食药用菌液体培养的主要营养成分。碳源包括糖类（单糖、双糖、多糖）、脂肪和某些有机酸。双糖及多糖首先由菌体产生的酶分解为单糖后再被利用。

2. **氮源**　氮源指营养物化学成分中必须大量含"N"的物质。氮源主要用于构成菌体细胞物质和含氮代谢物，是食药用菌液体培养的主要营养成分。常用的氮源可分为有机氮源和无机氮源两大类。有机氮源除含有丰富的蛋白质、多肽和游离氨基酸之外，往往还含有少量糖、脂肪、微量元素及维生素、生长素等。不同菌种对氮源种类的要求及利用程度亦不一致，因此在确定培养基前应在实验中设法找到菌种所能利用的几种较好氮源及最佳氮源，然后根据成本、原料来源是否容易等因素确定氮源组成。

3. **碳氮比（C/N）**　碳氮比指碳源及氮源在培养基中的含量比。构成菌丝细胞的碳氮比通常是：（8～12）∶1。由于菌丝生长过程中，一般需要50%的碳源作为能量供给菌丝呼吸，另50%的碳源组成菌体细胞。因此培养基中理想碳氮比的理论值为（16～24）∶1。

4. **无机盐与微量元素**　许多无机盐及微量元素对菌种的生理过程的影响与其浓度有关。不同的菌种，对无机盐及微量元素要求的最适浓度也不同。

(1) 磷：磷是细胞中核酸、核蛋白等重要物质的组成部分，又是许多辅酶（或辅基）高能磷酸键的组成部分。

(2) 镁：镁在细胞中起着稳定核蛋白、细胞膜和核酸的作用，而且是一些重要酶的活化剂，是微生物液体培养中不可缺少的营养成分。

(3) 钾、钙、钠：钾不参与细胞结构物质的构成，但控制原生质的胶态和细胞膜的透性。钙通道与细胞透性有关。钠离子能维持细胞渗透压，钠离子可以部分代替钾离子的作用。3 种物质需求量甚微，若采用天然培养基，可不必另加。

(4) 硫、铁：硫是菌体细胞蛋白质的组成部分（胱氨酸、半胱氨酸及蛋氨酸中皆含硫），铁是细胞色素、细胞色素氧化酶和过氧化氢酶的组成部分，亦是菌体有氧代谢中不可缺少的元素。

(5) 锌、锰、钴、铜：锌、锰、钴等离子是某些酶的辅基或激活剂。在配制培养基时应注意，镁和磷的添加不宜过多，否则会带来危害。菌体对锌、锰、钴、铜等微量元素的需求量甚少，一般天然有机原料中均有，不必另加。碳酸钙本身不溶于水，但可以调节培养基中的酸碱度。磷酸盐与碳酸钙不宜混合灭菌，否则会形成不溶于水的磷酸盐，使可溶性的磷酸盐浓度大大降低。

5. **维生素与生长素**　维生素在细胞中作为辅酶的成分，具有催化功能。水溶性维生素对菌体的影响比脂溶性维生素大。生长素，包括三十烷醇、吲哚乙酸、赤霉素、α-萘乙酸、激动素等，在植物细胞的组织培养中用得较多（图 8-3）。

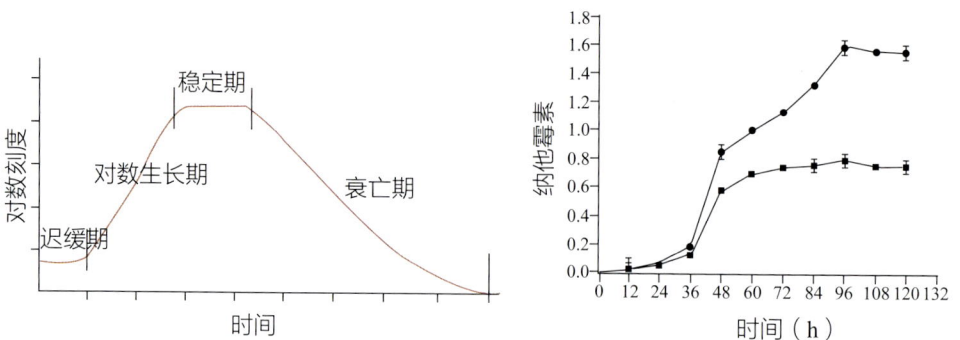

▲ 图 8-3　细菌生长曲线及纳他霉素发酵曲线

（三）材料与试剂

(1) 生物学材料：发酵种子。

(2) 培养基：NTF 培养基，发酵培养基：大豆蛋白胨20g/L，酵母提取物4.5g/L，氯化钠 2g/L，结晶硫酸镁 1g/L，葡萄糖初始浓度为 60g/L，pH 7.5；注，葡萄糖配制成 60% 的母液，其余成分用 900ml 水溶解，分装 45ml/ 瓶，葡萄糖取 5ml/瓶，现用现加。

(3) 耗材：250ml 三角瓶、1ml 移液器及枪头、离心管面板、酒精灯、打火机和接种环、载玻片、油性记号笔。

(4) 试剂：75% 酒精喷壶或棉球、美蓝染色液、擦镜纸、无水乙醇。

(5) 课堂仪器：超净工作台、旋涡振荡器、恒温恒湿培养箱、显微镜。

（四）实验步骤

(1) 挑取培养的液体种子，涂片，在已干燥、固定好的抹片上，滴加适量的美蓝染色液，经 1～2min，水洗，沥去多余的水分，吸干或烘干，显微镜观察菌丝生长状态。

(2) 取 5ml 葡萄糖母液加入每瓶 45ml NTF 液体培养基。

(3) 取 2.5ml 发酵种子接种到每瓶 50ml NTF 液体培养基。

(4) 转移到 29℃摇床，每分钟 220 转，培养 5 天。

(5) 连续观察培养液的外观变化；可以显微镜观察菌丝生长状态。

（五）注意事项

1. 实验过程中，注意无菌操作，尤其是对于链霉菌这种生长周期较长的菌种，需要格外注意无菌操作。

2. 实验过程中危险因素：75% 酒精、酒精灯，使用时需格外小心。尤其以75% 酒精进行表面消毒时不要靠近火焰，以免灼伤手部。

3. 种子接种发酵培养基前，要严格检查种子中是否染菌，对已经确定染菌的种子，坚决不能进行发酵培养基的接种；对于不确定染菌的菌株，需进行反复确认后，再做处理，不能抱有侥幸心理，以免发酵过程及最终产量产生致命的影响。

（六）问题分析与思考

1. 若发酵培养过程中，发现有染菌的问题，请你思考可能存在的染菌的原因有哪些？

2. 发酵培养基的成分如何影响最终的发酵产量，请简要概述。

六、纳他霉素发酵效价的生物测定

（一）目的要求

通过本实验，掌握发酵效价的生物活性测定方法，了解 HPLC 测定的方法。

（二）实验原理

纳他霉素的浓度在 1～10ppm 时，几乎所有菌种都能被抑制，其中，纳他霉素浓度为 0.5～6.0ppm，大部分霉菌能够被有效抑制，只有少数霉菌的最小抑制浓度需要达到 25ppm；而大多数酵母菌需要的纳他霉素抑制浓度要小于霉菌，在 1.0～5.0ppm 的纳他霉素浓度下即被有效抑制。

生物效价测定是抗生素原料、中间体及成品效价常用的测定方法，该法灵敏度高、专属性强、微量抗生素（0.5U/ml）即可检出。抗生素效价的生物测定有稀释法、比浊法、扩散法三大类。管碟法是扩散法中的一种，将已知浓度的标准溶液与未知浓度的样品溶液在含有敏感性试验菌的琼脂表面进行扩散渗透，比较两者对被试菌的抑菌作用，求出抑菌圈的大小，以测定抗生素的浓度。在一定范围内，浓度与抑菌圈直径在双周半对数表上（浓度为对数值，抑菌圈直径为数字值）成直线函数的关系，由此绘制成标准曲线，从样品的抑菌圈大小可在标准曲线上求得其效价。由于利用抗生素抑制敏感细菌的特点，所以符合临床使用的实际情况，而且灵敏度也很高，不需特殊设备，故一般实验室及生产上多采用此法。但此法也有缺点，即操作步骤多，手续繁杂，培养时间长、得出结果慢。尽管如此，由于它有上述的独特优点而被世界各国所公认，成为国际通用的方法被列入各国药典法规的范围内。

本法是利用纳他霉素在琼脂培养基的扩散渗透作用，将不同菌落的发酵液滴加在培养基上，由此产生不同的抑菌圈，从而能够比较纳他霉素产量的大小。

（三）仪器、材料与试剂

(1) 生物学材料：上期发酵液、指示菌。

(2) 培养基：YPD 培养基，用于制作生物测定平板。

(3) 耗材：一次性平皿、500ml 蓝盖瓶、根塑料涂布棒、镊子、6mm 滤纸片、2ml 离心管、1ml 移液器及枪头、10μl 移液器及枪头、离心管面板、5ml 注射器、0.22μm 滤器、酒精灯、打火机和接种环、载玻片、记号笔。

(4) 试剂：75% 酒精喷壶或棉球、美蓝染色液、擦镜纸、无水乙醇。

(5) 仪器：显微镜、超净工作台、30℃培养箱。

(6) 生物学材料：上期发酵液、指示菌。

（四）实验步骤

1. 纳他霉素的提取

(1) 取 1ml 纳他霉素发酵液，加入 9ml 无水甲醇。

(2) 超声萃取 20min（10 分 / 次，中间换水避免温度太高）。

(3) 萃取液，每分钟 10 000 转，离心 10min。

(4) 0.22μm 微孔滤膜过滤，留上清。

2. 效价测定

(1) 滤纸片法

- 挑取发酵液，涂片，美蓝染色，显微镜观察菌丝生长状态和是否染菌。
- 取 200μl 指示菌涂布到 YPD 平板，加上数个 6mm 滤纸片。
- 取 1ml 纳他霉素萃取液到注射器，用 0.22μm 滤器过滤。
- 取 5μl 发酵液的滤液到 6mm 滤纸片，吹干。
- 平板转移到 30℃培养箱，过夜培养。
- 第二天观察抑菌圈直径，测量，比较发酵效价。
- 挑选效价较高的菌，保种。

(2) 双层平板法

- 双层平板的制备：制备琼脂含量为 2.0% 的水琼脂培养基，冷却至 60℃左右，灭菌枪头准确量取 10ml 该培养基，加入水平放置的无菌平皿中，洁净工作台中晾干（提前准备）。
- 制备琼脂含量为 0.5% 的 YPD 半固体培养基，恒温水浴锅中 55℃保温，每 10ml 半固体培养基接种 100μl 指示菌，混合均匀，倾倒于水琼脂平板上，超净工作台中晾干后，立即进行抑菌实验。
- 用无菌镊子取 6 个事先灭过菌的牛津杯均匀放在上述平皿中，放牛津杯时动作要轻。
- 加样：在牛津杯的孔中加入 200μl 纳他霉素萃取液，同时以甲醇作为阴性对照。加样前要在双层平板上做好标记，以免错加或漏加。加样后的平板，不能随意移动，要保持水平轻拿轻放。
- 培养及结果观察：加样结束后，将平板于恒温培养箱中，30℃培养 24h，即可观察结果。

（五）注意事项

1. 玻璃仪器和其他器具需用专用洗液或其他清洗液中浸泡过夜，冲洗，沥干，置 150～160℃干热灭菌 2h 或高压 121℃蒸汽灭菌 30min，备用。

2. 生物效价测定中，指示菌的相关操作要严格进行无菌操作，避免杂菌污染。若存在杂菌污染，对生物测定结果产生较大误差，实验结果不可信。

3. 在滴加抗生素到平板的时候，由于毛细管内抗生素溶液往往会有气泡或毛细管开口端有液体残留，继续滴加容易造成气泡膨胀破裂，使溶液溅落在琼脂培养基表面造成破圈。因此一旦毛细管中出现气泡或者残留，就重新吸取抗生素溶液进行滴加，毛细管口应避免太细，滴加的时候离开小钢管口距离不要太高。滴加中若有溅出，可用滤纸片轻轻吸去，不致造成破圈。

4. 滴加了抗生素溶液后的平板忌震动，要轻拿轻放。在搬运到培养箱的过程中，可以预先在培养箱中垫上报纸铺平，再把平板连同垫于桌上的玻璃板小心运至培养箱，缓慢推入箱内。

5. 培养时间需适当控制，时间太短会造成抑菌圈模糊，太长则会使菌株对抗生素的敏感性下降，在抑菌圈边缘的菌继续生长，使得抑菌圈变小。

（六）问题分析与思考

1. 生物效价测定实验室被其他链霉菌污染会导致什么后果？

2. 抑菌平板在操作、培养及测定抑菌圈时，应该注意哪些事项？

（宗工理）

第9章 抗肿瘤药物安丝菌素的发酵与检测

一、实验简介

安丝菌素（ansamitocin，AP）是一种重要的具有潜在抗癌活性的美登素类抗生素，其作用机制主要是通过抑制细胞微管蛋白聚合和降解聚合后的微管。该类抗生素在临床上可与特异性抗体耦联形成抗体结合药物使用，靶向抑制肿瘤细胞的生长。

珍贵束丝放线菌（*Actinosynnema pretiosum*）是 AP 的主要发酵生产菌株。AP 母核含有 19-C 的大环内酰胺环，其中 C-3 位连接不同长度的碳链形成四种结构类似物：AP-1、AP-2、AP-3 和 AP-4。其中，C-3 位由异丁基取代的 AP-3 的活性最强，在所有发酵产生的 AP 中产量也最高。因此，AP-3 常作为发酵的目标产物。

本实验利用 *A. pretiosum* X47 菌株进行摇瓶发酵培养，并对发酵液中 AP-3 的活性检测及产量分析。首先，活化保存的 X47 孢子，在产孢培养基培养生孢后，收集孢子后计数；取一定量的孢子培养成种子液后转接于发酵培养基中发酵培养，取发酵液进行萃取、旋蒸后重悬于甲醇中；利用抑菌圈法检测发酵样品中 AP-3 对指甲绒黑粉类酵母（*Filobasidium uniguttulatum*）的抑制作用；最后利用高效液相色谱法对发酵样品中的 AP-3 进行定量分析（图 9–1）。

二、孢子的培养及收集

（一）实验目的

1. 学习放线菌的生活史及形态特征。

2. 掌握放线菌的培养、孢子收集等操作技术。

3. 培养并收集束丝放线菌的孢子。

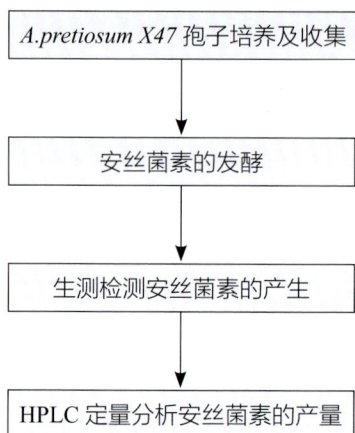

▲ 图 9-1 实验流程图

（二）实验原理

A. pretiosum X47 是 AP-3 的产生菌株，在固体培养基上会长出基质菌丝，基质菌丝向上延伸出气生菌丝，随后气生菌素分隔产生孢子链，最终形成成熟的孢子。该菌株气生菌丝可产生色素，在生长初期一般为黄色，在孢子成熟期变为橙黄色。孢子可收集在 –20℃ 的甘油中，直接使用或低温保存。

本实验中利用 MYM 培养基培养 *A. pretiosum* X47 菌株并收集孢子，以用于后续实验。

（三）材料与试剂

1. 实验器材：超净工作台、灭菌锅、恒温培养箱、移液器等。

2. 材料与试剂：*A. pretiosum* X47 孢子、MYM 培养基（0.4% 酵母粉、0.4% 麦芽糖、1% 麦芽提取物、1% 琼脂粉）、20% 甘油、棉棒、脱脂棉、EP 管、注射器、移液枪头等。

（四）实验步骤

1. 配制 MYM 培养基，灭菌后制成平板，吹干后备用。

2. 将 *A. pretiosum* X47 孢子划线于 MYM 培养基，28℃ 倒置培养 5~7 天。

3. 用无菌棉棒刮下孢子悬浮于 20% 甘油中后，振荡器上剧烈振荡 1~2min。

4. 将脱脂棉装入注射器中，对孢子悬液进行过滤处理以去除悬液中的菌丝及培养基成分。–20℃ 保存过滤后的孢子悬液。

5. 孢子悬液制成 10 倍递增稀释液，取 100μl 孢子液加入 900μl 无菌水中，

即 10^{-1} 样品，按照相同的步骤依次稀释成 10^{-1}、10^{-2}、10^{-3}、10^{-4}、10^{-5}、10^{-6} 样品。

6. 待菌落长出后，进行计数。得到的菌落数乘以相应稀释的倍数即孢子液中的孢子数。

（五）注意事项

孢子收集需要在无菌条件下进行，用于孢子收集的材料及试剂需要灭菌处理。

（六）问题分析与思考

放线菌的生活史包括哪些阶段？

三、安丝菌素 AP-3 的发酵生产

（一）实验目的

1. 掌握摇瓶发酵安丝菌素 AP-3 的流程及操作方法。

2. 掌握珍贵束丝放线菌生长培养及发酵的条件。

3. 熟练掌握实验中的无菌操作。

（二）实验原理

摇瓶培养是发酵菌株在筛选培养阶段确定发酵条件的最佳生产方式，为发酵罐生长提供数据支持，也是实验室常用的发酵方式。将含有发酵菌株的发酵培养基置于摇床上振荡培养，满足其生长、合成次级代谢产物的所需的温度、营养、氧气等条件。

珍贵束丝放线菌在实验室条件通过摇瓶培养能够发酵产生 AP，其中以 AP-3 产量最高。发酵液可通过乙酸乙酯分离萃取获得 AP-3。基本原理是乙酸乙酯与水等非极性物质混合时会形成不相容的双相体系，利用两相间分配系数的差异，萃取目标物质。乙酸乙酯具有较高的挥发性，后期可通过蒸馏方式去除液体，从而获取目标物质。

（三）材料与试剂

1. 实验器材：超净工作台、摇床、超声仪、离心机、旋转蒸发仪。

2. 材料与试剂：种子培养基（葡萄糖 2%，可溶性淀粉 4%，豆饼粉 1%，多聚蛋白胨 0.5%，氯化钠 0.3%，氯化钙 0.5%，pH 7.0）、发酵培养基（麦芽糊精 3%，可溶性淀粉 3%，麦芽提取物 1%，聚蛋白胨 0.5%，无水氯化钙 1%，pH 7.0）、乙酸乙酯、甲醇、无菌 EP 管、无菌移液枪头等。

（四）实验步骤

1. 种子液的制备

(1) 配制种子培养基、灭菌处理后备用。

(2) 取出 X47 孢子液，将 1×10^6 的孢子接种于种子培养基中，28℃，每分钟 200 转培养 48h，得到种子液。

2. AP-3 的液体发酵

(1) 配制发酵培养基、灭菌处理后备用。

(2) 将种子培养液按照 5% 的接种量接种于 50ml（150ml 摇瓶）液体发酵培养基，于恒温摇床 28℃，每分钟 220 转，发酵培养 5 天。

3. AP-3 的提取

(1) 取 1ml 发酵液，向其中加入 1ml 乙酸乙酯，超声萃取 30min 后，每分钟 13 000 转，离心 1min 后取上清萃取液，同时保留下层液体。

(2) 再次向下层液体中加入 1ml 乙酸乙酯，同样方法萃取后离心收集上清。

(3) 将两次萃取液加入旋蒸瓶中，利用旋转蒸发仪蒸干液体，加入甲醇溶解残留物，得到发酵产物样品。–20℃保存样品，用于安丝菌素合成的检测。

（五）注意事项

1. 确保整个发酵过程的无菌操作，种子液接种发酵培养基之前镜检避免杂菌污染。

2. 在旋转蒸发仪使用过程中，保证环境通风良好、注意个人防护。

（六）问题分析与思考

1. AP-3 发酵中种子液的作用是什么？

2. 如果发现种子液中有少量的大肠杆菌，是否还能继续发酵实验？

四、抑菌圈法检测 AP-3 的生物合成

（一）实验目的

1. 学习抑菌圈法的原理和操作方法。

2. 掌握 AP-3 生物活性测定的方法。

（二）实验原理

抗菌物质或杀菌物质加入琼脂培养基表面后会发生扩散，如在培养基中接种供试菌株，抑菌物质扩散之处会抑制菌株的生长，而其他部分的菌株正常生长，从而会在抑菌物质周围形成透明的无菌区域，也称抑菌圈。抑菌圈法则是

利用该原理定性或半定量分析待测药物对供试菌株的抑菌活性。本实验中利用的是滤纸片法，即将待测样品加入圆形滤纸片上，检测其是否有抑菌圈的产生。

AP-3 能够有效抑制指甲绒黑粉类酵母菌的生长。在本实验中，我们利用指甲绒黑粉类酵母菌为指示菌，通过观察发酵样品周围是否会产生抑菌圈来检测AP-3 的合成。

（三）材料与试剂

1. 实验器材：移液器、超净工作台、恒温培养箱等。

2. 材料与试剂：指甲绒黑粉类酵母菌（*Filobasidium uniguttulatum*）、AP-3 标准品；YPD 培养基（酵母提取物 1%、聚蛋白胨 2% 和葡萄糖 2%）、YPDA 培养基（YPD+1.5% 琼脂粉）、圆形滤纸片（6mm 直径、无菌）、镊子（无菌）、无菌 EP 管、无菌移液枪头等。

（四）实验步骤

1. 指甲绒黑粉类酵母菌菌液的制备

(1) 制备 YPD 及 YPDA 培养基、灭菌处理备用。

(2) 将冷冻保存的指甲绒黑粉类酵母菌菌株划线接种于 YPDA 培养基中，28℃过夜培养 24h。

(3) 挑取单菌落接种于 YPD 培养基中，28℃、每分钟 200 转，培养过夜，备用。

2. 滤纸片法检测安丝菌素的合成

(1) 加热 YPDA 培养基或灭菌后取出，待温度降至 50℃左右后，加入一定量的指甲绒黑粉类酵母菌过夜培养菌液，混合均匀后倒入培养皿（约 20ml/ 平板），凝固后备用。

(2) 在培养皿背面分散标记样品名称，用镊子将圆形滤纸片放置于培养基表面（图 9–2）。

(3) 分别取 5μl AP-3 标准品（10mg/L）、X47 发酵样品、甲醇加入不同的滤纸片上，吹干后 28℃培养过夜。

(4) 观察是否有抑菌圈产生。AP-3 标准品为阳性对照，会产生清晰的抑菌圈；甲醇为阴性对照，对指甲绒黑粉类酵母菌没有抑制作用，不会有抑菌圈产生。

（五）注意事项

1. 指示菌在培养基中的浓度过高或过低都会影响抑菌圈呈现的效果，可对

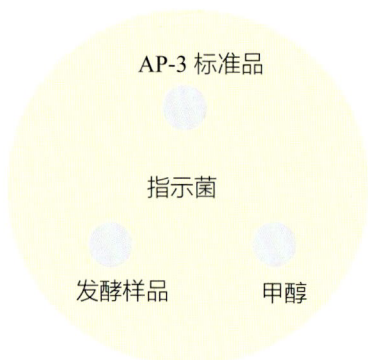

▲ 图 9-2　滤纸片法检测抑菌活性的平板示意

平板中的指示菌进行梯度稀释，确定合适的菌浓。

2. 滤纸片之间间隔距离要适当，以免抑菌圈出现交集。

3. 制作平板的培养基温度不宜过高，否则会导致指示菌的死亡；也不能过低，否则培养基过早凝固，导致倒板不均匀，影响最终结果。

（六）问题分析与思考

1. 如果 AP-3 标准品、发酵样品，以及甲醇样品均出现了抑菌圈，那么该结果是否可信？

2. 出现的抑菌圈大小代表什么？同等条件下，抑菌圈越大说明什么？

五、高效液相色谱法定量分析 AP-3 的产量

（一）实验目的

1. 掌握高效液相色谱法的工作原理。

2. 了解 HPLC 仪器的组成结构及功能。

3. 掌握 HPLC 的操作流程以及利用 HPLC 检测样品中安丝菌素的浓度。

（二）实验原理

高效液相色谱法（high performance liquid chromatography，HPLC）又称高效液相层析法，是一种广泛用于鉴定、定量分析和分离液体样本中组分的分析化学技术，其工作原理与普通的层析方法相同：当样品在流动相的推动下流经固定相时，由于其中各组分与固定相之间的相互作用（如分配、吸附、排阻、亲和等）大小强弱不同，导致其在固定相中的滞留时间不同，从而离开固定相先后顺序不同。

（三）材料与试剂

1. 实验器材：安捷伦 1260 高效液相色谱仪、Diamonsil C18 反相色谱柱（250mm × 4.6mm）、超声波清洗仪、高效液相流动相抽滤装置、电子天平等。

2. 材料与试剂：AP-3 标准品、0.45μm 微孔过滤膜、注射器、超纯水、甲醇（色谱级）等。

（四）实验步骤

1. 流动相的配制

(1) 分别将超纯水与甲醇利用抽滤装置进行过滤。

(2) 对抽滤后的流动相在超声波清洗仪中进行脱气处理 20min。

2. AP-3 标准品的配制及处理

(1) 准确称取一定量的 AP-3 标准品加入甲醇溶液中，配制成终浓度分别为 100mg/L、50mg/L、20mg/L、10mg/L，以及 5mg/L 的标准品溶液。

(2) 利用 0.45μm 微孔过滤膜对标准品溶液进行过滤处理备用。

3. 发酵样品的处理

利用 0.45μm 微孔过滤膜对实验三中得到的发酵产物样品溶液进行过滤处理。

4. HPLC 操作

(1) 色谱柱：Diamonsil C18 反相色谱柱（250mm × 4.6mm）

(2) 色谱条件：流动相 A：水；流动相 B：甲醇；检测波长 254nm；流速 0.6ml/min；洗脱条件：0～25min：30% A，70% B；柱温：25℃。AP-3 保留时间在 14.8min（图 9-3）。

(3) 依次将不同浓度的标准品加入进样瓶中，上样量为 20μl。每个样品进样三次，记录 AP-3 保留时间和峰面积。

(4) 将发酵样品上样，得到对应产物峰的峰面积。

5. 发酵液中 AP-3 浓度的测定

(1) 标准曲线的绘制。以不同标准品对应的峰面积为横坐标、以浓度为纵坐标建立线性标准曲线，得到线性方程。

(2) 将发酵样品对应产物峰面积代入线性方程中，得到样品中 AP-3 的浓度。

（五）注意事项

1. 流动相和样品要经过过滤处理，其中流动性还需超声脱气处理。

2. HPLC 仪器的使用需要在教师指导下严格按照操作规程使用，使用完成后需要适当的溶剂冲洗系统和色谱柱。关机后记录使用信息。

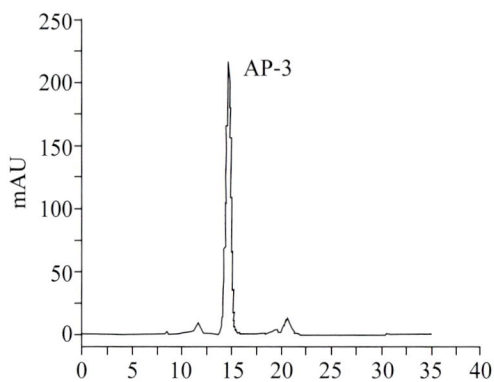

▲ 图 9-3 AP-3 标准品的 HPLC 检测结果分析

（六）问题分析与思考

(1) 流动相比例改变会对色谱结果产生什么影响？

(2) C18 色谱柱分离原理是什么？

（张佩佩）

第 10 章　微生物源药物多黏菌素的发酵与检测

一、实验简介

多黏类芽孢杆菌（*Paenibacillus polymyxa*）是一种能够产芽孢的兼性厌氧革兰阳性细菌，早期被称为多黏芽孢杆菌，为类芽孢杆菌属的模式菌种。野生型多黏类芽孢杆菌菌落一般为白色且边缘不规则锯齿状（野生型多黏类芽孢杆菌在实验室培养条件下比较容易发生突变，突变株一般呈现油煎蛋状、较透明且呈辐射状的大菌落）；细胞为杆形；野生型菌株可形成芽孢（部分突变株不能形成完整的芽孢或无芽孢），芽孢壁较厚且芽孢呈椭圆形，具有很强的抗逆性；菌体周生鞭毛，具有运动能力。多黏类芽孢杆菌在工业、医药、农业等领域中有广泛的应用价值。例如，在农业生产上，施用多黏类芽孢杆菌可显著降低青枯病、枯萎病、根腐病、赤霉病等病害的发病率，可以作为生物农药、生物肥料、生物保鲜剂等生物制剂。在工业生产上，多黏类芽孢杆菌是生产多种酶制剂的细胞底盘。在医药领域，多黏类芽孢杆菌是合成多黏菌素的重要菌种。

多黏菌素主要由多黏类芽孢杆菌合成，为一类非核糖体环脂肽类抗生素，具有很强的抗菌活性，能抑制大多数的革兰阴性菌，如肠杆菌科细菌、鲍曼不动杆菌（*Acinetobacter baumannii*）、铜绿假单胞菌（*Pseudomonas aeruginosa*）等。多黏菌素对一些革兰阳性菌和真核微生物也具有一定的抑制作用。另外，多黏菌素对产生菌多黏类芽孢杆菌具有反馈抑制效应，多黏类芽孢杆菌对多黏菌素的耐受性水平也是制约多黏菌素发酵产量进一步提升的限制因素。目前已发现了多黏菌素的多种不同类型衍生物，根据结构差异可分为多黏菌素 A、B、C、D、E、M、P 等，其中多黏菌素 B 和多黏菌素 E 因毒性较低应用最为广泛，各组分分子量处于 1000～1200Da。在临床上，多黏菌素常用于治疗由革兰阴性病原体引起的感染类疾病，尤其在治疗多重耐药菌感染方面应用效果突出。多黏菌素也可用于饲料添加剂，能够提高饲料利用率和促进禽畜生长，并且可防止饲料大规模生产中常出现的由大肠杆菌和沙门菌等病菌污染引起的疾病。

通过本实验，学生可以了解多黏类芽孢杆菌野生型菌种的活化与分离鉴定步骤，掌握野生型多黏类芽孢杆菌菌落、菌体及其芽孢形态的鉴定；掌握多黏类芽孢杆菌的液体摇瓶发酵技术；了解多黏菌素等抗菌物质的生物活性测定原理，掌握多黏菌素效价与分子量测定方法；掌握野生型多黏类芽孢杆菌对多黏菌素的耐受性测定方法。经过本实验的学习，既可提高学生的实验操作能力，又可培养学生独立思考和解决实际问题的能力。实验流程图如图 10-1 所示。

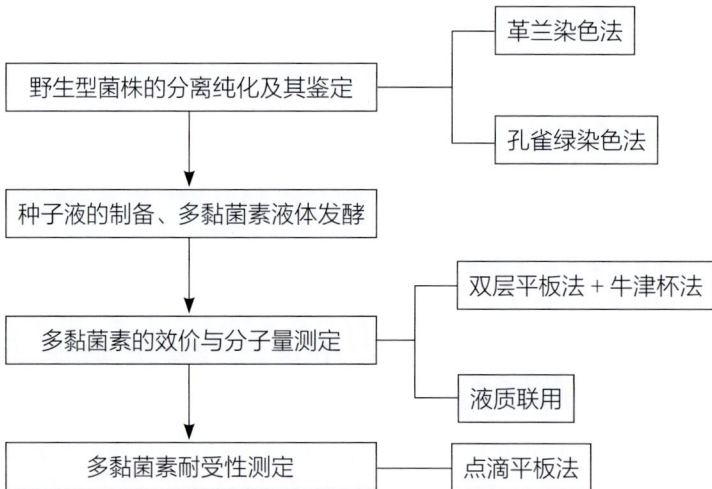

▲ 图 10-1　实验流程图

二、多黏类芽孢杆菌野生型菌种的活化及其分离鉴定

（一）实验目的

1. 了解多黏类芽孢杆菌的活化步骤。

2. 掌握多黏类芽孢杆菌的菌落特征、菌体和芽孢的形态。

3. 掌握多黏类芽孢杆菌野生型菌种分离纯化与初步鉴定技术。

（二）实验原理

微生物菌种活化，是从保存的菌种样品中获得一株纯种的目标微生物，用于放大培养。多黏类芽孢杆菌野生型菌种的活化需通过三区划线，使菌落分散地分布在平板上，然后获得纯种的白色且边缘呈不规则锯齿状的野生型单菌落。由于多黏类芽孢杆菌等细菌细胞不易被观察识别，需借助染色法使菌体着色，从而易于在显微镜下进行观察。革兰染色法是一种常见的细菌鉴别染色方法，可将所有细菌分为革兰阳性菌和革兰阴性菌两大类；由于两类细菌的细胞壁成分和结构不同，对结晶紫与碘的复合物渗透性不同，导致了不同的染色结果；经过革兰染色，阴性菌染为红色，阳性菌染为紫色。多黏类芽孢杆菌等芽孢菌可在其生长发育后期产生芽孢，其形态主要呈圆形或椭圆形，芽孢的有无也可作为芽孢菌鉴定的方法之一。常见的芽孢染色鉴定方法为孔雀绿染色法，通过孔雀绿溶液加热染色的方式增加芽孢通透性并着色；并利用芽孢和营养体细胞对染料亲和力的不同，用番红染液对菌体进行着色，从而芽孢呈绿色而菌体呈红色。

（三）材料与试剂

1. 生物学材料：多黏类芽孢杆菌野生型菌种冻存甘油管（−80℃保存）。

2. 培养基：LB固体培养基，用于菌种活化和培养。

3. 耗材：玻璃平皿、移液器、枪头、接种环、冰盒、油性记号笔、载玻片、擦镜纸、吸水纸、棉球、酒精灯、打火机、记号笔。

4. 试剂：香柏油、75%酒精、孔雀绿、番红、结晶紫、碘液、95%酒精、无菌水。

5. 仪器：超净工作台、旋涡振荡器、恒温培养箱、普通光学显微镜、高压蒸汽灭菌锅。

（四）实验步骤

1. 菌种的活化

(1) 从冰箱拿出冻存的多黏类芽孢杆菌野生型菌种甘油管，放置于冰盒中。

(2) 用移液器和枪头从冻存甘油管里挑取菌体，接种至LB固体培养基，然后用接种环进行三区划线。

(3) 平板转移到37℃恒温培养箱，培养1～3天。

(4) 每天观察菌种的生长情况，做好记录。

2. 野生型多黏类芽孢杆菌的分离鉴定

(1) 从上期培养的平板上，挑取白色不规则单菌落（图10-2），加无菌水重悬，涂布于载玻片，热固定，然后通过革兰染色法（初染：结晶紫染液覆盖于涂片染色1min后水洗；媒染：滴加卢戈氏碘液覆盖1min后水洗；脱色：用

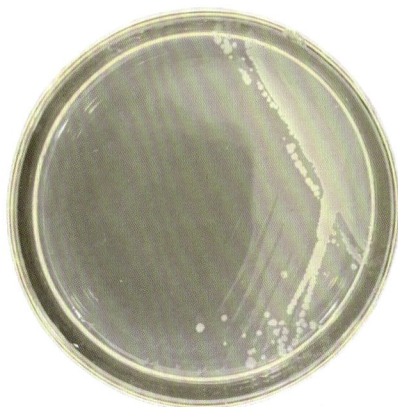

▲ 图 10-2　野生型多黏类芽孢杆菌典型菌落形态

95% 乙醇缓慢冲洗 20～30s，立即水洗；复染：番红染液染色 3～5min 后水洗；自然晾干载玻片上的水分后，用油镜镜检；革兰阳性菌为蓝紫色，革兰阴性菌为红色）鉴定菌体革兰阴阳性；通过孔雀绿染色法（制片后于酒精灯上文火加热，维持 10～15min，其间不断添加适量染液，防止涂片烤干；倒掉多余染液，待涂片冷却至室温，用水缓慢冲洗至流出水无色；番红染液复染 2min，水洗，干燥；用油镜镜检）鉴定芽孢。

(2) 用油镜观察多黏类芽孢杆菌菌体和芽孢的形态和颜色（图 10-3）。

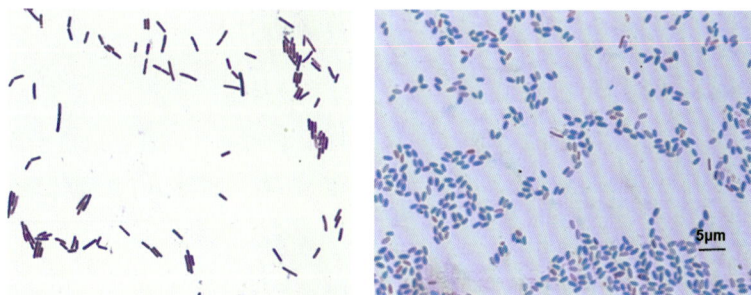

▲ 图 10-3　多黏类芽孢杆菌菌体和芽孢染色

(3) 挑取鉴定正确的野生型单菌落（革兰阳性菌且有椭圆形芽孢）转接到新 LB 固体培养基平板。

(4) LB 固体培养基平板转移到 37℃恒温恒湿培养箱培养 1～3 天，获得产芽孢的多黏类芽孢杆菌野生型纯种菌株。

（五）注意事项

1.实验过程中，全程保持无菌操作环境，规范实验操作。

2.革兰染色采用幼龄菌。

3.芽孢染色时，注意染液勿干勿沸，控制加热温度和加热时间。

（六）问题分析与思考

1.多黏类芽孢杆菌野生型菌种容易出现不稳定和退化现象，实验过程中应如何避免或减少这一问题的出现？

2.在培养多黏类芽孢杆菌过程中，若出现菌种活力变差或污染杂菌，应如何解决？

三、野生型多黏类芽孢杆菌种子液的制备和多黏菌素液体发酵

（一）实验目的

1.掌握多黏类芽孢杆菌种子液的制备技术和质量要求。

2.了解多黏类芽孢杆菌发酵过程中的菌体接种量和接种时间。

3.掌握多黏类芽孢杆菌液体发酵的基本操作技术。

（二）实验原理

种子扩大培养是指将处于休眠状态的发酵菌株接入试管斜面活化后，再经过扁瓶或摇瓶及种子罐逐级扩大培养，获得一定数量和质量的纯种过程。

菌株的生长活力、性能和菌体量是判断种子液质量的关键，优良的种子液对后续的发酵起着重要作用。种子液的培养受培养条件、菌株活力和培养基营养成分等因素的影响，种子液的质量也直接关系着发酵产物，以及发酵的时间、菌体量。优良的多黏类芽孢杆菌种子液需满足以下几点：①菌株的活力好；②野生型生理性能稳定，无退化；③菌体总量及菌体密度大；④无污染；⑤不可经历反复多次液体传代。

微生物发酵是利用微生物在适宜的条件下，将原料经过微生物特定的代谢途径转化为人类所需产物的过程。液体发酵是指在生化反应器中，加入微生物生长和合成产物所必需的水、碳源、氮源等营养物质，制成液体培养基，在无菌且适宜的外界条件下，对微生物进行大量培养繁殖的过程。多黏菌素的液体发酵指的是多黏类芽孢杆菌在发酵培养基中合成多黏菌素的液体培养过程。

（三）材料与试剂

1. 生物学材料：上期多黏类芽孢杆菌野生型菌株单菌落。

2. 培养基：种子培养基为 LB 液体培养基；发酵培养基含有：蔗糖 10g，$MgSO_4 \cdot 7H_2O$ 0.2g，KH_2PO_4 0.2g，NaCl 0.2g，$CaCO_3$ 5g，$(NH_4)_2SO_4$ 2g，去离子水 1000ml。

3. 耗材：玻璃平皿、250ml 三角瓶、试管、接种环、移液器及枪头、油性记号笔、无菌脱脂棉花、0.22μm 水相滤器、酒精灯、打火机、记号笔。

4. 试剂：无菌水、75% 酒精喷壶或棉球。

5. 仪器：超净工作台、旋涡振荡器、恒温培养箱、恒温摇床、高压蒸汽灭菌锅、离心机。

（四）实验步骤

1. 在试管中加入 5ml LB 液体培养基，从活化的 LB 平板中挑取已产生芽孢的野生型单菌落加入试管中，37℃，每分钟 180 转，培养 12h，制备成一级种子液。

2. 吸取一级种子液 2ml（接种量 1%），转接于装有 50ml 发酵培养基的 250ml 三角瓶中，37℃，每分钟 180 转，培养 24h，制备成二级种子液。

3. 取适量二级种子液加入发酵培养基中（≥2% 接种量），于 37℃，每分钟 180 转条件下摇瓶培养 60h。

4. 将发酵液于 4℃，每分钟 12 000 转，离心 10min，去除菌体后收集上清液。将上清液用 0.22μm 水相滤器过滤除菌，获得多黏菌素发酵液。

（五）注意事项

1. 实验过程中，严格无菌操作，以免操作中污染菌液，延长发酵周期。

2. 实验过程中，应使用活力较好的已产生芽孢的野生型单菌落进行接种，避免菌株多次液体传代导致菌体突变或退化，影响后续发酵产物的产量。

3. 在收集发酵产物时，应尽可能去除菌体；在过滤除菌时，菌体量大并且胞外多糖较多会堵塞过滤器，应缓慢操作，防止滤膜破损。

（六）问题分析与思考

1. 若多黏类芽孢杆菌的种子液培养过程中，发现菌体不长或菌体密度较低，如何解决？

2. 多黏类芽孢杆菌种子液培养过程中，有哪些因素会影响种子液的质量？

3. 发酵培养基的营养成分对微生物的发酵产物和发酵周期有哪些影响？

四、多黏菌素的效价与分子量测定

（一）实验目的

1. 了解发酵产物的生物活性测定原理。

2. 掌握多黏菌素发酵效价的生物活性测定方法。

（二）实验原理

采用双层平板法和牛津杯法相结合的方式测定多黏类芽孢杆菌发酵液的多黏菌素效价。将多黏菌素敏感型指示菌的菌液加入半固体培养基中形成上层平板，采用牛津杯法将多黏菌素发酵上清液或多黏菌素标准溶液加入牛津杯小孔中，通过多黏菌素的扩散形成抑菌圈，观察抑菌圈的大小来表征多黏菌素效价高低，进而建立多黏菌素产量的测定模型。可通过不同培养时间产生的抑菌圈大小，比较不同时间段多黏菌素合成的规律和多黏菌素产量的多少。通过对多黏菌素发酵液的萃取和浓缩，获得高浓度的多黏菌素溶液，然后通过液相质谱检测，可计算出多黏菌素分子量。

（三）材料与试剂

1. 生物学材料：上期多黏菌素发酵液、多黏菌素敏感型大肠杆菌指示菌。

2. 培养基：LB 液体、固体和半固体培养基。

3. 耗材：一次性平皿、镊子、牛津杯、50ml 和 1.5ml 离心管、移液器、枪头、酒精灯、打火机、记号笔、棉球、试管、Thermohypersil GOLD aQ C18 色谱柱（2.1mm×100mm，1.9μm）。

4. 试剂：75% 酒精、多黏菌素标准品、无菌水、乙酸、乙腈。

5. 仪器：超净工作台、恒温培养箱、恒温摇床、高压蒸汽灭菌锅、游标卡尺、旋转蒸发仪、液相质谱仪。

（四）实验步骤

1. 将多黏菌素敏感型大肠杆菌指示菌于 LB 固体平板上活化，于 37℃电热恒温培养箱培养 12h。

2. 将指示菌接种到装有 5ml LB 液体培养基的试管中，于 37℃，每分钟 180 转，培养 8～12h。

3. 在培养皿中加入 15ml 的 2% 琼脂水，制备下层平板，凝固后，将牛津杯放在培养皿上。

4. 吸取 200μl 的指示菌菌液加入 200ml LB 半固体培养基，混匀后倒入步骤

3 的培养皿中，每板 15～20ml，制备上层平板。

5. 等上层培养基凝固后，用灭菌的镊子将牛津杯取出。

6. 取 50～100μl 待测多黏菌素发酵液（取等量无菌水作为对照），加入牛津杯孔中，置于 37℃恒温培养箱培养 1～3 天，观察是否有抑菌圈出现（抑菌圈效果图见图 10-4），并用游标卡尺按十字交叉法测定抑菌圈直径，以表征多黏菌素产量的高低。

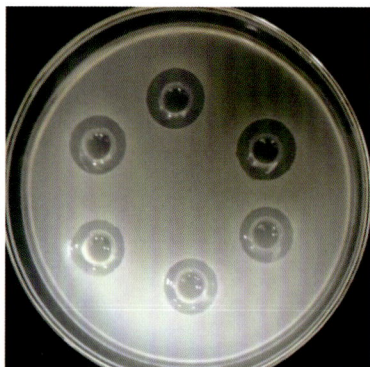

▲ 图 10-4　多黏菌素的抑菌圈效果图

7. 以不同浓度梯度多黏菌素标准液（0～1mg/ml）的 1g 值作为横坐标，以相应抑菌圈直径作为纵坐标，绘制标准曲线。根据多黏菌素发酵液的抑菌圈直径可换算出多黏菌素浓度。

8. 将剩余的多黏菌素发酵液以每分钟 5000 转，离心 10min，去除菌体，将上清液加入等体积正丁醇，振荡 3min，静置分层后取上层，下层重复萃取 1 次。将两次上层有机相合并，用旋转蒸发仪进行干燥。最后，加入 1ml 的 50% 乙腈溶解，得到萃取和浓缩后的液体（约 20 倍浓缩），用 0.22μm 的有机相滤器过滤后进行液相质谱检测。液相质谱分析条件如下：柱温为 35℃。流动相中水相为加入 0.1% 乙酸的超纯水（A），有机相为加入 0.1% 乙酸的乙腈（B）。梯度洗脱程序为 0～0.5min，A=90%；0.5～7min，A：从 90% 递减至 0%；7～8.5min，A=0%；8.6min，A=90%；8.6～10min，A=90%。进样体积为 1μl。流速为 0.3ml/min。

（五）注意事项

1. 指示菌的活力和浓度多少会影响多黏菌素发酵液抑菌圈的大小，要保证不同批次实验中大肠杆菌指示菌状态的一致性。

2. 应选择同类型多黏菌素组分制备多黏菌素标准曲线。

（六）问题分析与思考

1. 怎样降低牛津杯法测定多黏菌素效价的实验误差？

2. 简要概述牛津杯法测定多黏菌素效价方法的优点和缺点。

五、多黏类芽孢杆菌对多黏菌素的耐受性评价

（一）实验目的

1. 了解次级代谢物的反馈抑制原理。

2. 掌握多黏类芽孢杆菌对多黏菌素耐受性的测定方法。

（二）实验原理

微生物在合成分泌型次级代谢产物时，胞外高浓度的次级代谢产物会对该产物的胞内合成途径产生抑制作用，即反馈抑制，进而降低次级代谢产物的合成能力。多黏类芽孢杆菌合成的多黏菌素也会对产生菌产生反馈抑制，阻碍了多黏菌素的持续高效合成。提高多黏类芽孢杆菌对多黏菌素的耐受能力对提高多黏菌素发酵水平具有重要研究价值。通过点滴平板法，将不同菌体浓度多黏类芽孢杆菌点于含不同浓度多黏菌素的固体平板，通过判断菌体的生长趋势表征多黏类芽孢杆菌对多黏菌素的耐受能力。

（三）材料与试剂

1. 生物学材料：多黏类芽孢杆菌野生型菌种。

2. 培养基：LB 固体和液体培养基。

3. 耗材：玻璃培养皿、移液器及枪头、1.5ml 离心管、试管、酒精灯、接种环、记号笔。

4. 试剂：75% 酒精喷壶或棉球、多黏菌素纯品、无菌水。

5. 仪器：超净工作台、恒温培养箱、旋涡振荡器、高压蒸汽灭菌锅、恒温摇床、离心机。

（四）实验步骤

1. 将多黏类芽孢杆菌野生型菌种接至含 5ml LB 液体培养基的试管中培养 12h；每分钟 5000 转，离心 3～5min 收集菌体。

2. 用无菌水洗涤菌体 2 遍，每分钟 5000 转离心 3～5min 收集菌体。

3. 加无菌水，将多黏类芽孢杆菌菌体制备成 $OD_{600}=0.8$ 的水溶液，静置 5h，

再用无菌水梯度稀释，选择 10^{-2}、10^{-3}、10^{-4} 和 10^{-5} 梯度的菌液进行点板。

4. 制备含不同浓度多黏菌素（0μg/ml、100μg/ml、150μg/ml 和 200μg/ml）的 LB 固体平板，平板凝固后表面烘干。

5. 分别取上述 3 种不同梯度多黏类芽孢杆菌菌体菌液 3μl，点于上述 4 种含不同浓度多黏菌素的 LB 固体平板表面。

6. 待菌体溶液全部渗透进平板后，37℃培养箱倒置培养，每 12 小时观察菌株生长情况并拍照记录（点滴平板效果图见图 10-5）。

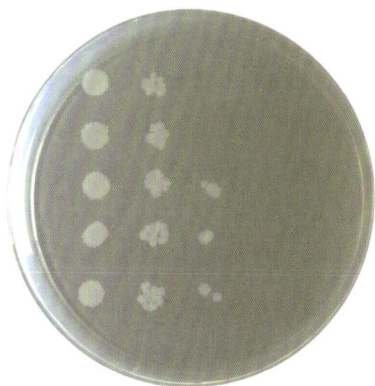

▲ 图 10-5　多黏类芽孢杆菌的点滴平板效果图

（五）注意事项

1. 在进行点滴平板实验时，点滴不同浓度的菌液时，应间隔一定的距离，避免不同的菌液混合后造成实验误差。

2. 在进行点滴平板实验时，平板表面要烘干，避免菌液流淌造成实验失败。

（六）问题分析与思考

1. 在测定多黏菌素的耐受性时，怎样选择多黏菌素浓度梯度？如何提前摸索菌株的耐受范围？

2. 是否可以解除多黏菌素对多黏类芽孢杆菌的反馈抑制？有什么方法可以实现？

（汪城墙　刘　凯）

下篇

生物技术篇

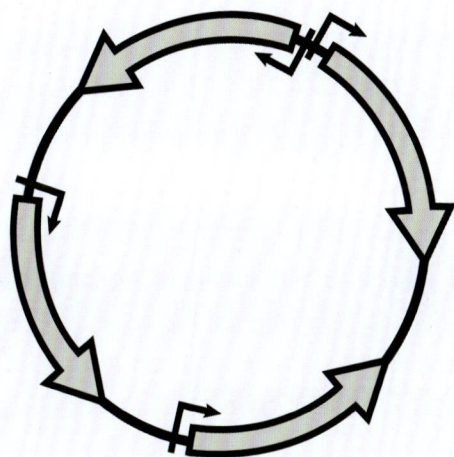

第11章 重组人干扰素的异源表达及检测

一、实验简介

干扰素（interferon，IFN）是宿主在响应某些病毒、细菌、抗原和有丝分裂原的刺激而产生的一种多效的细胞因子，具有抗病毒、抗肿瘤和免疫调节的特性。干扰素一般可分为Ⅰ型和Ⅱ型干扰素。IFNα-2b是由浆细胞样树突状细胞产生的Ⅰ型干扰素，具有抗病毒、免疫调节等作用。目前，可利用基因工程技术生产重组人IFNα-2b（hIFNα-2b），临床上适用于治疗恶性肿瘤、肝炎及病毒性疾病等症状。重组人IFNα-2b是由大肠杆菌异源表达人IFNα-2b，再经分离纯化等步骤获得。

本实验通过基因工程技术，在大肠杆菌中异源表达人IFNα-2b，并对表达产物进行检测分析。首先利用PCR技术获得hIFNα-2b cDNA片段；然后通过DNA无缝克隆技术将基因片段连接到表达载体pET-15b上，转化入大肠杆菌DH5α中获得抗性筛选子，经过质粒提取、酶切验证等获得正确的表达质粒；将表达质粒转入大肠杆菌BL21（DE3）菌株中，抗性筛选获得表达菌株；IPTG诱导hIFNα-2b的表达，随后利用SDS-PAGE及Western Blot技术对目标蛋白进行检测分析（图11-1）。

二、PCR扩增干扰素基因片段

（一）实验目的

1. 学习PCR技术和琼脂糖凝胶电泳的基本原理。
2. 掌握PCR技术和琼脂糖凝胶电泳常规操作和注意事项。
3. PCR扩增并回收扩增片段。

（二）实验原理

聚合酶链式反应（polymerase chain reaction，PCR）是一种体外获得特定

```
┌─────────────────────────────────┐
│   PCR 扩增 hIFN α -2b 基因片段      │
└─────────────────────────────────┘
                 ↓
┌─────────────────────────────────┐
│   构建表达质粒 pET-IFN α -2b        │
└─────────────────────────────────┘
                 ↓
┌─────────────────────────────────┐
│ hIFNα-2b 表达菌株的构建及蛋白诱导     │
└─────────────────────────────────┘
                 ↓
┌─────────────────────────────────┐
│  SDS-PAGE 检测 hIFN α -2b 的表达    │
└─────────────────────────────────┘
                 ↓
┌─────────────────────────────────┐
│ Western-blot 确定 hIFN α -2b 的表达 │
└─────────────────────────────────┘
```

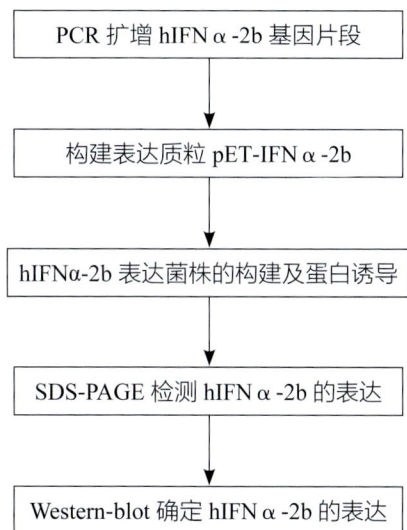

▲ 图 11-1　实验流程图

DNA 片段的分子技术。PCR 反应由变性、退火、延伸三步组成。在体外，亲代的两条 DNA 链在高温下可变性为单链，低温条件下引物可与单链 DNA 互补结合，在 DNA 聚合酶的作用下，以 dNTP 为原料，按照碱基互补原则，引物延伸合成一条新的与亲代 DNA 互补的半保留复制链。

PCR 产物可经琼脂糖凝胶电泳进行检测和分离。琼脂糖凝胶电泳是以琼脂糖为介质，将 DNA 样品加入样品孔中，由于 DNA 分子在高于等电点的 pH 溶液中带负电，在电场中向阳极移动。当 DNA 长度增加时，来自电场的驱动力和来自凝胶的阻力之间的比率就会降低，不同长度的 DNA 片段就会表现出不同的迁移率，因而可依据 DNA 分子的大小来使其分离。

本实验中以带有人工合成的 hIFNα-2b 基因的质粒为模板，利用两端带有 pET-15b 同源序列的引物，利用 PCR 技术对 hIFNα-2b 基因进行扩增，琼脂糖凝胶电泳检测目的基因片段后，利用凝胶电泳和 DNA 胶回收试剂盒回收 DNA 片段。

（三）材料与试剂

1. 实验器材：PCR 仪、电泳仪、电泳槽、凝胶成像系统、电子天平、微波炉、移液器等。

2. 材料与试剂：dNTP、DNA 聚合酶、无菌水、模板 DNA、引物、琼脂糖、DNA marker、GelRed 染液、DNA 上样缓冲液、TAE 缓冲液、DNA 回收试剂盒、无菌 EP 管、无菌移液枪头等。

（四）实验步骤

1. PCR 反应体系的配制

依次向 0.2μl EP 管中分别加入无菌水 41.5μl、DNA 模板 1μl、正向引物 0.5μl、反向引物 0.5μl、10×PCR 缓冲液 5μl、Taq DNA 聚合酶 0.5μl、dNTP 2μl，总体积为 50μl。

2. PCR 反应程序的设置

反应物混合完全后置于 PCR 仪中，设定 PCR 反应程序：①预变性：97℃、10min；②变性：97℃、30s；退火：55℃，30s；延伸：72℃，1min；变性 – 退火 – 延伸过程循环 30 次；③终延伸：72℃，10min。

3. 琼脂糖凝胶电泳检测 DNA 片段

(1) 琼脂糖凝胶的配制。向 0.5×TAE 缓冲液加入 0.8%～1% 的琼脂糖，微波炉加热溶解后加入 GelRed 染液，摇匀后待温度降至 60℃左右导入制胶板中。凝胶冷凝后拔出梳子，将凝胶放入电泳槽中。

(2) 电泳检测 DNA 片段。向电泳槽中倒入电泳缓冲液，其量以没过胶面 1cm 为宜。取 2～3μl PCR 扩增产物，向其中加入 DNA 上样缓冲液，混匀后将样品缓慢加入加样孔中。接通电源，DNA 由负极往正极泳动，保持电压 100V，电泳时间 30min。电泳结束后，取出凝胶放置于凝胶成像系统中观察结果并记录，结果如图 11-2 所示，PCR 扩增条带大小约 530bp。

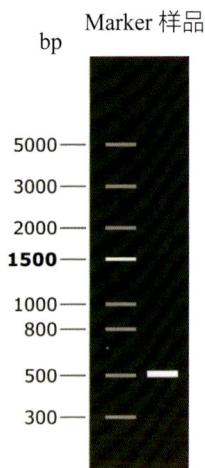

▲ 图 11-2 琼脂糖（1%）凝胶电泳检测 PCR 结果示意

4. 回收 DNA 片段

配制琼脂糖凝胶，向剩余的 PCR 样品中加入 DNA 上样缓冲液，混合均匀后加入样品孔中。电泳结束后，紫外灯下切下带有 DNA 片段的凝胶。利用 DNA 回收试剂盒对 DNA 片段进行回收。回收得到的 DNA 样品可取其中 2～3μl 进行琼脂糖凝胶电泳，以确保获得条带单一清晰、与目标基因片段大小一致的 DNA 片段。

（五）注意事项

1. PCR 反应的灵敏度很高，为了避免污染，需使用无菌的 EP 管及移液枪头。

2. PCR 体系中各成分加样量小，应小心吸取和加样。配制结束后，可短暂离心。

3. 引物的使用浓度一般为 0.1～1.0μmol，浓度过高易形成引物二聚体或会增加错配和非特异性产物，过低则影响扩增效率。

4. PCR 仪在使用时和刚结束后，仪器盖子是高温的状态，操作时避免烫伤。

5. 电泳时最好使用新的电泳缓冲液，以免影响电泳和 DNA 回收效果。

6. 电泳时应注意区分电极，切忌跑反方向。

7. 切胶时避免将 DNA 长时间暴露在紫外下，否则会对 DNA 造成损伤。

（六）问题分析与思考

1. PCR 扩增中什么是非特异性产物，避免非特异性产物的方法有哪些？

2. DNA 产物回收率可能与哪些因素相关？

三、表达质粒 pET-IFNα-2b 的构建

（一）实验目的

1. 学习无缝克隆技术的原理和引物设计；学习转化技术的基本原理。

2. 掌握无缝克隆技术和转化技术的操作。

3. 构建 hIFNα-2b 基因表达质粒。

（二）实验原理

无缝克隆技术是通过重组酶将线性载体片段和与其具有相同末端序列的 DNA 片段连接成重组质粒，通过转化进入到大肠杆菌细胞中，并利用抗性筛选获得含有重组质粒的菌落。该技术几乎可将任意 DNA 片段连接到任意载体上，

不需要考虑酶切位点等因素。

转化的原理为：大肠杆菌细胞经过 $CaCl_2$ 处理后，细胞膜的通透性发生了暂时性的改变，成为能允许外源 DNA 分子进入的感受态细胞。质粒 DNA 可黏附在细菌细胞表面，经过热击处理进入细胞。在受体细胞中 DNA 分子通过复制表达，使细胞出现新的遗传性状。将经过转化后的细胞在筛选培养基中培养，筛选出转化子，即带有异源 DNA 分子的受体细胞。

本实验利用无缝克隆技术将回收的 hIFNα-2b DNA 片段与线性的 pET-15b 载体在体外进行连接。连接产物转入大肠杆菌 DH5α 感受态细胞中，利用载体带有的氨苄西林抗性筛选转化子。获得的转化子进行质粒提取、酶切检测（注：引物设计时目的条带两端带有 NdeI/Xho I 酶切位点），最终获得 IFNα-2b 的表达质粒 pET-IFNα-2b。

（三）材料与试剂

1. 实验器材：超净工作台、摇床、培养箱、制冰机、恒温水浴锅、电子天平、灭菌锅、微波炉、电泳仪、电泳槽、凝胶成像系统、移液器等。

2. 材料与试剂：氨苄青霉素（50mg/ml）、LB 培养基、LA 培养基、琼脂糖、DNA marker、GelRed 染液、DNA 上样缓冲液、TAE 缓冲液、质粒提取试剂盒、限制性内切酶、pET15b 载体、ClonExpress Ⅱ Onestep Cloning Kit、大肠杆菌 DH5α 感受态细胞、无菌 EP 管、无菌移液枪头等。

（四）实验步骤

1. hIFNα-2b DNA 片段与线性 pET-15b 载体的连接

利用 ClonExpress Ⅱ Onestep Cloning Kit 进行单片段与线性载体的连接。配制反应体系：IFNα-2b DNA 片段 6μl、pET-15b（Nde Ⅰ/Xho Ⅰ 双酶切处理）1μl、5×CE Ⅱ buffer 2μl、Exnase 1μl。体系混匀后短暂离心，放置于 37℃水浴锅中反应 30min，结束后立即置于冰上。

2. 连接体系的转化

(1) 取 5μl 连接产物加入 DH5α 感受态细胞中，轻轻混匀，冰浴中放置 30min。

(2) 将体系放入 42℃热激 90s 后迅速置于冰上 2～3min。随后向体系中加入 800μl LB 培养基，37℃振荡培养 1h。

(3) 取 200μl 培养液涂布于 LA 培养基上（氨苄西林抗性），菌液完全被培养基吸收后，37℃培养过夜。

3. 转化子的筛选

(1) 转化后的培养基上会长出白色的单菌落。用接种环挑取单个菌落接种于 1.8ml LB（氨苄西林）培养基中，37℃振荡培养过夜。

(2) 利用质粒提取试剂盒对挑取的过夜培养物进行质粒提取。具体操作步骤参照试剂盒提供的说明书。

4. 酶切处理质粒

(1) 质粒的双酶切。依次向 EP 管中加入 7μl 质粒、2μl 10× 酶切缓冲液、两种限制性内切酶各 0.5μl，混合均匀后，37℃水浴 30min。

(2) 琼脂糖凝胶电泳检测酶切结果。用移液器取 2μl DNA 上样缓冲液加入酶切体系中（如酶切体系中有染料，则可省略此步，直接上样），混匀后进行琼脂糖凝胶电泳，紫外灯下观察酶切结果。如图 11-3 所示，正确的重组质粒经双酶切后出现一条约 5.7kb 的载体片段及一条约 530bp 的目的基因片段。

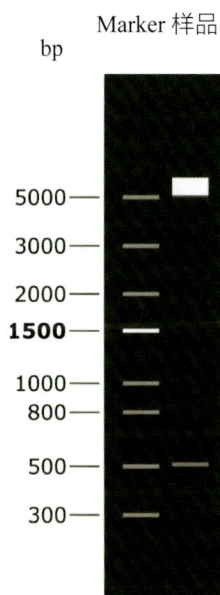

▲ 图 11-3　琼脂糖（1%）凝胶电泳检测酶切结果示意

（五）注意事项

1. 本实验中 DNA 样品与连接酶或限制性内切酶的用量极少，必须严格注意吸样量，确保样品被加入反应体系。反应体系配制完成后，混匀溶液后短暂离心。

2. 挑取阳性克隆时要确保挑取单菌落，避免一次挑到多个菌落。

3. 转化涂板的时候要涂布均匀。菌液涂板操作时，应避免反复来回涂布，影响转化率。

（六）问题分析与思考

1. 为何在培养基中加入氨苄西林？怎么选择抗性？如果一个 DNA 酶解液在电泳后发现 DNA 未被切动，可能的原因是什么？

2. 本实验中酶切体系经过琼脂糖凝胶电泳的分离应该呈现几条 DNA 条带，分别是什么？

四、表达菌株的构建及蛋白诱导表达

（一）实验目的

1. 学习在大肠杆菌中异源表达蛋白的原理。

2. 构建 hIFNα-2b 异源表达菌株，诱导 hIFNα-2b 蛋白表达。

（二）实验原理

(1) 表达宿主。蛋白异源表达是指将外源基因连接到表达载体中，转入到表达菌株中，使其在菌株中进行过量表达。大肠杆菌 BL21 及其衍生菌株为最常用的原核表达宿主。BL21 菌株由于缺失内源性的蛋白酶，因此适合于外源蛋白的表达。

(2) 表达载体。pET 系列载体上的噬菌体 T7 强启动子能够调控目的基因的转录和翻译。宿主细胞提供的 T7 RNA 聚合酶诱导目标蛋白的表达。

(3) 蛋白的诱导表达。pET 系列载体，包含大肠杆菌的乳糖操纵子，它由启动基因、分解产物基因活化蛋白（CAP）结合位点、操纵基因及部分半乳糖酶结构基因组成，受分解代谢系统的正调控和阻遏物的负调控。正调控是通过 CAP 因子和 cAMP 来激活启动子，促使转录；负调控是由调节基因（lacI）产生阻遏蛋白与操纵子结合，阻遏外源基因的转录与表达，此时细胞大量增殖。IPTG 是 β– 半乳糖苷酶底物类似物，具有很强的诱导能力，能与阻遏蛋白结合，诱导 lacZ 启动子转录，于是外源基因被诱导而高效转录和表达。所以可以通过在培养基中添加 IPTG 诱导基因的表达。

（三）材料与试剂

1. 实验器材：恒温水浴锅、电子天平、微波炉、制冰机、离心机、移液器、超净工作台、紫外分光光度计、控温摇床等。

2. 材料与试剂：氨苄西林（50mg/ml）、氯霉素（30mg/ml）、LB 培养基、LA 培养基、大肠杆菌 BL21（DE3）菌株感受态细胞、IPTG、无菌 EP 管、无菌移液枪头等。

（四）实验步骤

1. 重组质粒 pET-IFNα-2b 转入 BL21（DE3）菌株

取 2μl pET-IFNα-2b 质粒加入 BL21（DE3）感受态细胞中，冰浴 30min 后，42℃热激 90s，冰上放置 2～3min 后加入 800μl LB 培养基，37℃振荡培养 1h，取 100～200μl 培养液涂布于 LA（氨苄西林、氯霉素）培养基，37℃倒置培养过夜。

2. 重组质粒的诱导表达

(1) 种子制备：将含有重组质粒的 BL21（DE3）菌落接种于 2ml LB（氨苄西林、氯霉素）培养基中，37℃振荡过夜培养。

(2) 按照 1% 接种量将过夜培养物接种于 50ml LB（氨苄西林、氯霉素）培养基中进行扩大培养，37℃振荡培养菌液至 $OD_{600}=0.4\sim0.6$（2～3h）。

(3) 取出 1ml 培养物作为未诱导对照样品，以每分钟 10 000 转，离心弃上清，沉淀 –20℃保存。剩余培养液中加入 IPTG 至终浓度为 0.5mM，18℃、每分钟 150 转，振荡培养过夜。

(4) 取出 1ml 培养物作为诱导样品，每分钟 10 000 转，离心弃上清，沉淀 –20℃保存。剩余样品倒入 50ml 离心管中，每分钟 5000 转，离心 5～10min，倾倒上清液，收集菌体沉淀。菌体沉淀可在 –20℃保存或立即进行下一步的纯化。

（五）注意事项

1. 用于转化的质粒 DNA 主要是超螺旋态 DNA（cccDNA），转化效率与外源 DNA 浓度之间在一定范围内成正比。但当加入的外源 DNA 的量过多或体积过大时，转化效率就会降低。一般情况下，进行转化时的质粒 DNA 溶液的体积不应超过感受态细胞体积的 1/10。

2. 表达菌株在进行扩大培养时注意 OD_{600} 值控制在 0.4～0.6，不宜过高或过低。

（六）问题分析与思考

1. 表达宿主是否可以使用大肠杆菌 DH5α 菌株？原因是什么？

2. 实验中保存未诱导对照样品和诱导样品的目的是什么?

五、SDS-PAGE 检测重组蛋白的表达

(一) 实验目的

1. 学习 SDS-PAGE 技术的工作原理。

2. SDS-PAGE 检测 hIFNα-2b 蛋白的表达情况。

(二) 实验原理

聚丙烯酰胺凝胶电泳 (polyacrylamide gel electrophoresis, PAGE) 是网状结构, 具有分子筛效应。SDS– 聚丙烯酰胺凝胶电泳 (SDS-PAGE) 是一种蛋白质分离技术。SDS 是阴离子去污剂, 可将蛋白分子的氢键、疏水键打开, 破坏蛋白分子的二、三级结构, 并与蛋白分子结合形成蛋白 –SDS 复合物。复合物所带的负电荷大大超过了蛋白原有的电荷量, 这样就消除了不同分子间的电荷差异和结构差异。因此, SDS-PAGE 可仅根据蛋白分子量亚基的不同而分离蛋白, 蛋白质亚基的电泳迁移率主要取决于亚基分子量的大小, 电荷因素可以忽视。

(三) 材料与试剂

1. 实验器材:电泳仪、垂直电泳槽、染色摇床、离心机、移液器。

2. 材料与试剂:SDS-PAGE 配制试剂盒、5×Tris– 甘氨酸电泳缓冲液 (15.1g Tris base、94g 甘氨酸、0.1%SDS m/v, dH_2O 定容至 1000ml)、10×SDS 凝胶上样缓冲液、蛋白染色液 (500ml 甲醇、100ml 乙酸、2.5g 考马斯亮蓝 R250, dH_2O 定容至 1000ml)、脱色液 (250ml 甲醇、80ml 乙酸, dH_2O 定容至 1000ml)、蛋白 Marker 等。

(四) 实验步骤

1. SDS-PAGE 凝胶配制

(1) 将制胶玻璃板装配到制胶器上, 短玻璃面朝内, 加水检查是否密封, 防止漏胶。确定凝胶浓度体积, 按试剂盒说明书配制分离胶溶液。

(2) 小心将分离胶注入准备好的玻璃板间隙中, 灌到距短玻璃板顶端约 3cm 处。轻轻在顶层加入几毫升去离子水, 以阻止空气氧对凝胶聚合的抑制作用。注意:为浓缩胶留有足够空间 (分离胶面距加样孔底 1cm, 即梳齿长再加 1cm)。

(3) 分离胶充分聚合, 时间 30~60min。聚合后在覆盖层和凝胶的界面间有一清晰的折光线。倒掉覆盖层, 尽可能用吸水纸吸干凝胶顶端残存的液体。

(4) 按试剂盒说明书配制 5% 浓缩胶，并注入分离胶上端，插入梳子。插入梳子时要小心避免梳子顶端留有气泡。

(5) 浓缩胶充分聚合，时间 30~60min。浓缩胶聚合好后，将制胶装置从基座上取下，放入电泳槽中，槽中加入 0.5×Tris– 甘氨酸电极缓冲液。

(6) 小心拔出梳子，用电泳缓冲液冲洗梳孔。

2. SDS-PAGE 检测蛋白样品

(1) 样品制备。取未诱导对照菌体沉淀和诱导菌体沉淀，分别加入 50μl 1×SDS 凝胶上样缓冲液，移液器吸打均匀后，放置沸水浴中 3~5min，室温下冷却。每分钟 10 000 转，离心 2min，上清即为蛋白样品。

(2) 上样。取 15μl 蛋白样品及蛋白 Marker 分别加入样品槽底部。加样时间要尽量短，避免样品扩散及边缘效应。

(3) 电泳。设置电压为 120V，电泳约 1h 后，溴酚蓝染料带距分离胶底部 1cm 处，断开电源。

(4) 染色。取下凝胶，放置到大的玻璃培养皿中，取 50ml 蛋白染色液浸泡凝胶，摇床上缓慢摇动 4h 以上。此处染色液可回收再利用。

(5) 脱色。将凝胶取出，再次浸泡在脱色液中，缓慢摇动 4~8h。其间换脱色液 3~4 次，直到脱色充分。

(6) 图像记录。将凝胶放置在白屏上，利用凝胶成像系统进行照相记录。

（五）注意事项

1. 在配制 SDS-PAGE 凝胶的过程中需佩戴手套，其部分配方成分有毒性，操作时注意安全。

2. 电泳结束后取出凝胶时小心操作，避免破坏凝胶或撬碎玻璃板。

（六）问题分析与思考

(1) 未诱导及诱导后的蛋白样品跑胶后会有什么差别？

(2) SDS 在蛋白电泳中的作用是什么？

六、Western-blot 确定 hIFNα-2b 蛋白的表达

（一）实验目的

1. 学习 Western-blot 技术的基本原理。

2. 掌握 Western-blot 技术的操作。

3. 利用 Western-blot 技术分析菌株中 hIFNα-2b 蛋白的表达情况。

（二）实验原理

蛋白免疫印记（Western-blot）是对目的蛋白进行检测分析的技术手段。蛋白样品通过 SDS-PAGE 分离后，将蛋白从凝胶转移到 PVDF 膜上，利用蛋白特异性的抗体（一抗）结合蛋白，再加入酶标记的二抗结合一抗，最后通过底物显色或化学发光的方法对目标蛋白进行检测。

本实验中为了确定 hIFNα-2b 蛋白被表达出来，利用 anti-IFNα-2b 抗体对其表达及表达水平进行检测。

（三）材料与试剂

1. 实验器材：电泳仪、垂直电泳槽、摇床、离心机、转膜仪、显影仪、移液器。

2. 材料与试剂：蛋白样品、蛋白上样缓冲液、预染蛋白 marker、anti-IFNα-2b 抗体（Abcam）、山羊抗小鼠 IgG-HRP（Abcam）、ECL 发光液、5×Tris- 甘氨酸电泳缓冲液、转移缓冲液（2.9g 甘氨酸、5.8g Tris 碱、0.37g SDS、200ml 甲醇，加水至 1L）、5×TBS 缓冲液（1mol/L pH7.5 Tris-HCl 50ml，NaCl 44g，加 ddH$_2$O 定容至 1L）、TBST 缓冲液（1×TBS 缓冲液中加入 0.05% Tween20）、封闭液（TBST 中加入 5% 的脱脂奶粉）、一抗孵育液（封闭液中加入 1/5000 的 anti-IFNα-2b 抗体）、二抗孵育液（封闭液中加入 1/5000 的山羊抗小鼠 IgG-HRP）。

（四）实验步骤

1. SDS-PAGE 分离蛋白样品

将诱导样品按照实验五中的方法处理上样，电泳条件：100V，90min。

2. 转膜

(1) 剪取合适大小的 PVDF 膜，放置在甲醇浸泡 30s 活化膜，随后浸润在转膜缓冲液。提前将海绵和滤纸浸润在转膜缓冲液中。

(2) 取下凝胶，组装"三明治"结构：黑面（负极）-海绵-滤纸-凝胶-PVDF 膜-滤纸-海绵-红面（正极）。

(3) 将三明治结构放置于转膜仪中，加入转膜缓冲液，连接电极，接通电源，350mA，转膜 90min。

3. 封闭

转膜结束后，取出 PVDF 膜，1×TBS 缓冲液漂洗一次，加入封闭液，每分钟 80 转，封闭 2h。

4. 抗体孵育

(1) 利用 1×TBST 缓冲液漂洗膜两次，每次 15 分钟。随后加入一抗孵育液，4℃、每分钟 100 转，振荡孵育过夜。

(2) 取出 PVDF 膜，利用 1×TBST 缓冲液漂洗膜两次，每次 15 分钟。加入二抗孵育液，常温孵育 2h。

5. 显影

1×TBST 缓冲液漂洗膜两次，每次 10 分钟。1×TBS 漂洗膜一次、10min。将 ECL 发光液 A 液、B 液各取 500μl 等体积混合，涂抹在 PVDF 膜转有蛋白的一面，利用曝光设备使蛋白条带显影。

（五）注意事项

1. 电泳、转膜时特别要注意正负极，不要插反电极。

2. "三明治"结构中每层之间都要避免有气泡，影响转膜效果。转膜要在低温下进行。

3. 一抗和二抗的用量要根据产品的说明选择合适的用量。

4. 封闭和洗膜要充分，有利于降低背景。

（六）问题分析与思考

1. 显色后如果背景很杂乱，分析可能的原因及解决方法。

2. 如果结果没有显色条带，结果说明什么？

（张佩佩）

第 12 章　单克隆抗体药物细胞株的构建与制备

一、实验简介

单克隆抗体技术（monoclonal antibody，McAb）广泛应用于生命科学的各个领域，如传染病病原的检测、食品中药物残留等有害物质的检测以及癌症等多种疾病的生物治疗等，是生物技术相关专业大学生必须掌握的实验技能之一。PADI4 是类风湿关节炎等疾病的生物标志物，可用于疾病诊断等方面。本部分以 PADI4 单克隆抗体制备为例，全面介绍单克隆抗体制备技术及 ELISA 检测方法。

通过本部分学习可使学生掌握单克隆抗体制备的原理（图 12-1）；掌握基于 B 细胞杂交瘤技术制备单抗的操作要点；并以生物样本中 PADI4 的 ELISA 检测为例，熟悉和掌握如何将单克隆抗体技术应用于科学研究和医学实践。因此能够更好地开拓学生的科技视野、培养科技兴趣，拓宽学习思路，提高学生运用免疫学技术解决实际问题的能力。

二、PADI4 抗原多肽免疫 BALB/c 小鼠

（一）目的要求

1. 学习利用抗原肽免疫 BALB/c 小鼠的方法。
2. 掌握动物免疫的基本原理。
3. 掌握动物免疫的常规操作和注意事项。

（二）实验原理

根据选用的骨髓瘤细胞来源选择免疫用鼠系。常用的骨髓瘤细胞 SP2/0 来自 BALB/c 小鼠，因此选用 6～8 周龄，健康、发育良好的雄性 BALB/c 小鼠进行免疫。

```
┌─────────────────────────────────┐
│  PADI4 抗原多肽免疫 Balb/c 小鼠  │
└─────────────────────────────────┘
                 │
                 ▼
┌─────────────────────────────────┐        ┌──────────────────┐
│ 脾细胞悬液制备，获取 B 淋巴细胞   │        │  骨髓瘤细胞培养   │
└─────────────────────────────────┘        └──────────────────┘
                 │                                    │
                 ▼                                    ▼
        ┌─────────────────────────────┐
        │    细胞融合，杂交瘤细胞制备   │
        └─────────────────────────────┘
                 │
                 ▼
        ┌─────────────────────────────┐
        │   HT/HAT 筛选阳性杂交瘤细胞   │
        └─────────────────────────────┘
                 │
                 ▼
        ┌─────────────────────────────┐
        │  无限稀释法 ELISA 筛选阳性克隆  │
        └─────────────────────────────┘
                 │
                 ▼
   ┌──────────────────────────────────────┐
   │ 小鼠腹腔注射，制备腹水，用于单抗纯化    │
   └──────────────────────────────────────┘
```

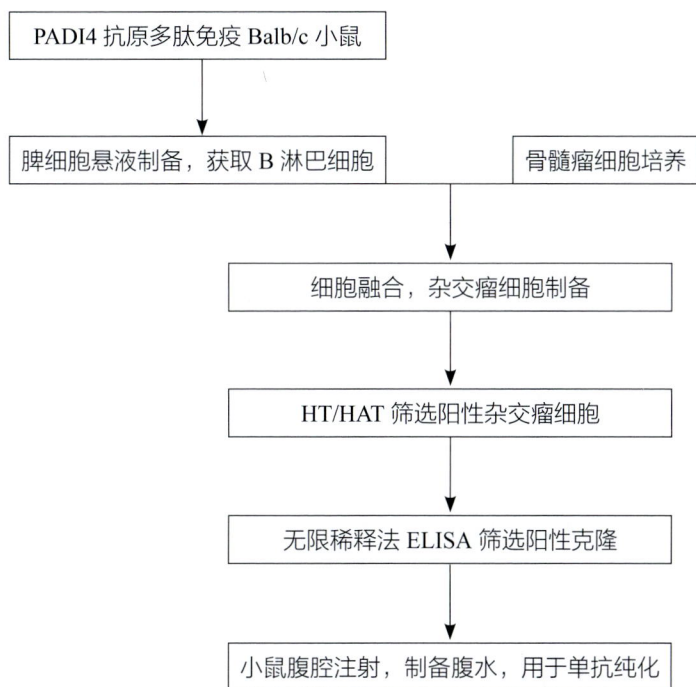

▲ 图 12-1　单克隆抗体制备技术路线图

利用纯度高于 80% 的抗原肽免疫小鼠，按一定免疫方案进行免疫注射，抗原肽经过血液循环或淋巴循环进入外周免疫器官，刺激相应 B 淋巴细胞克隆，使其活化增殖并分化成为致敏 B 淋巴细胞，产生高特异性的抗体。

上述致敏 B 淋巴细胞产生高特异性抗体的能力和量是有限的，不可能持续分化增殖下去。因此后续需要将这种 B 细胞与具有无限增殖能力的骨髓瘤细胞融合形成杂交瘤细胞，以获得大量高效价特异性抗体。

（三）仪器与材料

1. 材料与试剂

完全弗氏佐剂、不完全弗氏佐剂、5ml 无菌注射器、一次性输液器。

2. 实验动物

6～8 周龄 BALB/c 雄性小鼠，体重 18～22g。

（四）操作步骤

1. PADI4 抗原表位选取

登录 NCBI（https://www.ncbi.nlm.nih.gov/），下载人 PADI4 全基因序列，利

用生物信息学软件如 Proquest 等分析其氨基酸序列，了解其亲疏水性、抗原性等，选取抗原性较强、易溶片段作为抗原肽。

2. 抗原肽溶液的制备

可溶性抗原一般免疫原性较弱，需要加佐剂，包括弗氏完全佐剂和不完全佐剂。将抗原肽加入无菌纯水制备浓度为 1mg/ml 的抗原肽溶液。取 200μl 上述抗原肽溶液与等体积弗氏完全佐剂或不完全佐剂混合均匀，可利用 5ml 无菌注射器、一次性输液器管等吹拉抽吸 5min，使抗原肽溶液与佐剂乳化均匀。

3. 免疫方案

一般免疫 3～5 次，小鼠腹腔注射，间隔 2～3 周。首次采用完全弗氏佐剂，后续采用不完全佐剂。

加强免疫：可在融合前 3～7 天腹腔注射无佐剂抗原 50～100μg 加强免疫，注意注射要缓慢，以防止动物发生过敏性休克而死亡。

4. 特异性抗体产生的检测

第 3 次免疫后 7～10 天，可小鼠尾静脉采血，ELISA 检测小鼠血清中抗体形成水平，决定是否准备进行后续的细胞融合实验。一般血清效价 1∶1000 以上可进行细胞融合。

（五）注意事项

1. 抗原肽溶液应与佐剂乳化充分均匀。

2. 小鼠腹腔注射针头不要过深，严格免疫方案特别是间隔时间。

3. 学习小鼠正确抓取方法，避免咬伤等。

（六）问题分析与思考

佐剂的成分是什么，为何可增强抗原肽的免疫原性？

三、骨髓瘤细胞 SP2/0 的培养

（一）目的要求

1. 学习并掌握骨髓瘤细胞 SP2/0 的培养。

2. 了解骨髓瘤细胞 SP2/0 的特性。

（二）实验原理

骨髓瘤细胞是一种永生化的 B 细胞肿瘤细胞。常用的小鼠骨髓瘤细胞系有 NS1、SP2/0、X63-AG8.653 等，其中较常用的是不分泌免疫球蛋白的 SP2/0 细胞。SP2/0 细胞是 HGPRT 酶（次黄嘌呤鸟嘌呤磷酸核糖转移酶）缺陷型，无法进行嘌呤核苷酸补救合成途径，在含有 HAT（次黄嘌呤 – 氨基蝶呤 – 胸腺嘧啶核苷，可阻断核苷酸的从头合成途径）培养基中不能生长。利用上述特性可筛选与 B 淋巴细胞杂交的 SP2/0 杂交瘤细胞，后者可在 HAT 培养基中生长增殖。

细胞融合过程及后续亚克隆筛选，细胞较为脆弱，常需选用营养丰富的细胞培养基，因此骨髓瘤细胞 SP2/0 培养常采用加入 10%～20% 胎牛血清的高糖 DMEM 培养基。

（三）仪器和材料

1. 实验仪器

细胞培养箱、倒置显微镜、超净工作台、离心机、水浴箱、低温冰箱、液氮罐。

2. 材料和试剂

SP2/0 骨髓瘤细胞、DMEM 高糖（4.5g/L）培养基、胎牛血清、青霉素、链霉素、丙酮酸钠、L- 谷氨酸；培养瓶、弯头滴管、细胞冻存管、无菌离心管。

（四）实验步骤

1. SP2/0 细胞复苏

融合前 2～3 周进行细胞复苏。从液氮罐中取出冻存的 SP2/0 细胞株，置于 37℃温水中融化。无菌操作，在冻存管中加入 0.5ml 预温的 DMEM 完全培养基，轻轻混匀。加到含有 5～10ml 预温培养基的细胞培养瓶中，轻轻混匀。置于 37℃ 5%CO_2 细胞培养箱中培养过夜。

2. 细胞的培养和传代

SP2/0 骨髓瘤细胞不贴壁，采用半悬浮培养。倒置显微镜下观察，选取处于对数生长期的 SP2/0 骨髓瘤细胞，弯头滴管轻轻吹打细胞培养瓶瓶壁，细胞即可被吹下。轻轻混匀后，按 1∶3 传代，各培养瓶中补充加入新鲜配制含 10%～20% 的完全 DMEM 高糖培养基。置于 37℃ 5%CO_2 细胞培养箱中培养过夜。

3. 小鼠腹腔巨噬细胞饲养细胞的准备

在细胞融合后杂交瘤细胞筛选、克隆化的培养过程中常常需要加入饲养细胞，其主要作用是增加细胞密度，产生细胞因子，促进细胞生长，消化细胞分解产物等。常用的饲养细胞有小鼠腹腔巨噬细胞、脾脏细胞等。

取 6～10 周 BALB/c 小鼠颈椎脱臼处死，75% 的乙醇浸泡消毒 3～5min。用无菌剪刀剪开腹部皮肤，暴露整个腹部。用无菌注射器腹腔内注入 5～10ml 培养液，冲洗数次。吸出冲洗液，置于 10ml 无菌离心管中，每分钟 1200 转，离心 5min。镜下细胞计数，调整细胞浓度为 1×10^5/ml 加入 96 孔细胞培养板，每孔 100μl，置于 37℃ 5%CO_2 细胞培养箱中培养。

（五）注意事项

基于杂交瘤技术的单抗制备过程中克隆筛选周期长、接续性强，对细胞培养技术要求较高，需熟练掌握，严格无菌操作等。

（六）问题分析与思考

1. 为什么选用小鼠骨髓瘤细胞系 SP2/0 作为筛选杂交瘤的细胞模型？

2. 细胞培养过程中包括哪些无菌操作的细节？

四、细胞融合实验

（一）目的要求

1. 学习并掌握细胞融合的方法。

2. 理解细胞融合的基本原理。

（二）实验原理

脾脏为外周淋巴器官，含有丰富淋巴细胞。采用 PADI4 特异性抗原肽免疫小鼠后，会产生能够分泌特异性抗体的 B 淋巴细胞。脾细胞悬液中含有大量这种特异抗原致敏的 B 淋巴细胞。

细胞融合采用聚乙二醇将特异性抗原肽致敏能够分泌产生特异性抗体的 B 淋巴细胞与能够无限增殖的骨髓瘤细胞 SP2/0 融合在一起，从而产生杂交瘤细胞。该细胞既能够分泌特异性抗体，又具有无限增殖能力，可持续不断地产生特异性抗体。当然细胞融合过程中，有发生融合的杂交瘤细胞，也有未发生融合的细胞，需要通过 HAT 筛选、ELISA 筛选能够分泌特异性单克隆抗体的细胞株。

（三）仪器和材料

1. 实验动物

抗原免疫后的 BALB/c 小鼠。

2. 试剂和材料

无菌剪刀、弯头镊子、不锈钢筛网（200 目）、DMEM 细胞培养基、50% 的聚乙二醇 1000、含有 HAT[次黄嘌呤（hypoxanthine）、氨基蝶呤（aminopterin）和胸腺嘧啶核苷（thymidine）] 的 DMEM 完全培养基、离心管、计时器。

（四）实验步骤

1.脾细胞悬液制备

取 1 只抗原免疫后的 BALB/c 小鼠，前夜禁食，眼眶放血后于 75% 乙醇浸泡 5min。无菌剪开小鼠腹部皮肤，暴露整个腹腔并打开右上方腹膜，充分显露脾脏。弯头镊子小心分离脾脏，尽量将包膜除净，置于不锈钢筛网上。研磨脾脏过程中，边研磨边滴加 DMEM 细胞培养基约 7ml，收集于离心管中，每分钟 1000 转，离心 1min。于离心管中加入 5ml DMEM 培养液重悬细胞。将上述脾细胞悬液 1∶100 稀释后，显微镜下细胞计数。一般 1 只小鼠可取 1×10^8 个脾细胞。

2.细胞融合

(1) 选取合适的 SP2/0 与脾细胞，比例为 1∶5～1∶10。取适量体积的 SP2/0 与 5ml 脾细胞混合，每分钟 1000 转，离心 10min。

(2) 小心吸弃上清，轻轻摩擦管底部位，使细胞团块儿松动。

(3) 吸管吸取 37℃ 预温的 PEG1000 约 1ml，缓缓加入离心管，同时轻轻搅动。90～120s 加完，反应 1min 左右。

(4) 再加入无血清 DMEM 2ml，每加 1ml 控制在 1min 内加完。注意须贴壁滴加，再加入 7ml DMEM，控制在 2min 内加完。每分钟 1000 转，离心 5min。

(5) 弃上清。加入含有 HAT 的 DMEM 完全培养基重悬细胞，共 10ml。操作动作轻柔，避免已贴附（融合）细胞分离。

(6) 将上述细胞悬液约 10ml，均匀加入约 60ml 含有 HAT 的 DMEM 完全培养液中。

(7) 铺板，每孔 100μl，加入预先准备好饲养细胞的 96 孔细胞板中。

(8) 置于 37℃ 5%CO_2 细胞培养箱培养。3 天后观察细胞融合情况。融合后 6 天 HAT 半量换液，8 天左右细胞数量比较多的时候，ELISA 检测。后续 2 次 HT 换液。

（五）注意事项

1.细胞融合过程中对细胞状态要求比较高，细胞相对脆弱，操作要轻柔。

2.涉及的实验步骤比较多，一般需 2 个人配合完成。

（六）问题分析与思考

实验过程中有时加 HAT 培养液，有时候是不加 HAT 的 DMEM 培养液，为什么？

五、阳性杂交瘤细胞克隆的筛选

（一）目的要求

1. 学习并掌握阳性杂交瘤筛选的原理。

2. 熟悉阳性杂交瘤细胞克隆筛选的方法。

3. 体会杂交瘤克隆筛选实验设计的思路。

（二）实验原理

抗原致敏后的 B 淋巴细胞与 SP2/0 骨髓瘤细胞融合后，通常包含大部分发生融合的杂交瘤细胞，也包含未发生融合的 B 淋巴细胞或 SP2/0 骨髓瘤细胞。可采用 HAT 选择试剂将杂交瘤细胞筛选出来。其原理在于 SP2/0 骨髓瘤细胞为 HGPRT 酶（次黄嘌呤鸟嘌呤磷酸核糖转移酶）缺陷型细胞株，不能进行核苷酸的补救合成途径。当培养基中加入 HAT 选择剂（HAT 能够阻断核苷酸的从头合成途径），未发生融合的 SP2/0 骨髓瘤细胞在含有 HAT 培养液中无法生长，从而 HAT 可将发生融合的杂交瘤细胞筛选出来。而未发生融合的 B 淋巴细胞由于没有无限增殖的能力，也会逐渐死亡。

抗原致敏的 B 淋巴细胞针对不同表位，分泌抗体的特点有所不同。PADI4 单克隆抗体制备的目的在于筛选获得高效价、均一针对同一抗原表位的由单个克隆细胞增殖所产生的抗体。因此，经 HAT 筛选杂交瘤细胞后，需要进一步采用 ELISA 等方法筛选能够分泌高效价抗体的单细胞克隆。常采用无限稀释法，即每个板孔只有 1 个细胞，其增殖过程中产生的单克隆细胞培养上清中若 ELISA 检测有高效价抗体产生，则该单克隆为目的单克隆即阳性杂交瘤单克隆。

（三）仪器和材料

1. 实验仪器

细胞培养箱、倒置显微镜、超净工作台、细胞计数器、分光光度计、空气恒温箱。

2. 材料和试剂

含有 HAT 或 HT 的完全 DMEM 培养液；96 孔细胞培养板、酶联免疫反应检测板（ELISA）、联排移液器、细胞滴管等。

（四）实验步骤

1. HAT 筛选杂交瘤细胞

在前述细胞融合步骤之后换用含有 HAT 或 HT 的 DMEM（高糖）完全培养

液，即开始利用 HAT 选择试剂筛选真正发生融合的杂交瘤细胞。主要体现在细胞融合过程中及后续的细胞换液过程中，都要采用 HAT 培养液。如融合后 6 天 HAT 半量换液，后续 2 次 HT 换液。换液一般每 3～5 天半量换液 1 次，具体视细胞生长情况。经过 HAT 或 HT 换液之后，杂交瘤细胞基本得以筛选，后续的细胞培养可恢复使用不加 HAT 或 HT 选择剂的完全培养液。

2. ELISA 筛选高效价抗体分泌的阳性单克隆（无限稀释法）

在整个单克隆抗体制备实验开始之前，通常需要先建立用于阳性克隆筛选的 ELISA 检测体系，特别是抗原多肽作为免疫原的情况。

间接 ELISA 检测方法

以 PADI4 抗原多肽包被 ELISA 检测平板，包被缓冲液稀释抗原肽至 2～6μg/ml，每孔 100μl，37℃放置 2h，于 4℃包被过夜。弃去包被液。每孔加入 200μl 封闭液封闭（PBS 缓冲液加入 1.5% 小牛血清），37℃封闭 2h。弃去封闭液。干燥过夜。加入待测样品如细胞培养上清或尾静脉血清，37℃孵育 30min。洗涤缓冲液洗涤 5 次，每次 1min，甩干（注意避免孔间污染）。加入酶标抗体 37℃孵育 30min。洗涤缓冲液洗涤 5 次，每次 1min，甩干。加入底物缓冲液 37℃孵育 10min，终止液终止反应。

无限稀释法获取单克隆细胞

对上述 ELISA 检测阳性孔，采用无限稀释法，进行克隆和亚克隆。首先对阳性孔里的细胞总数进行计数，经适量稀释后使得 100μl 培养液含有 1 个细胞。然后取新的 96 孔细胞培养板，每孔加 100μl 培养液（含有 1 个细胞），再补齐至 200μl 培养液 / 孔。置于 37℃ 5%CO$_2$ 细胞培养箱培养。3～5 天半量换液，待孔底细胞长至 50% 左右，可再次 ELISA 检测。选取阳性孔重复前述操作，进行亚克隆。至少经过 2～3 轮 ELISA 筛选，阳性孔可扩大培养至 24 孔板、6 孔板、细胞瓶，并进一步冻存，即为筛选获得的能够分泌针对特异抗原表位的高效价抗体的阳性杂交瘤克隆细胞株。可对该冻存细胞株复苏、培养，检测其分泌抗体特性有无改变。

3. 结果展示

单抗筛选过程中的细胞克隆计数结果如表 12-1 所示，表中统计 96 孔细胞培养板稀释培养 3～5 天后各孔中细胞克隆数。表 12-2 为对应的 96 孔板细胞培养上清 PADI4 抗体的 ELISA 检测结果，其中 H1、H2、H3 分别为阳性对照、阴性对照及空白对照孔。如表 12-2 所示，孔 D1、B2、E3、C5、C8、E10 检测值

表 12-1　单抗筛选克隆计数表

	1	2	3	4	5	6	7	8	9	10	11	12
A	7	5	4	1	2	0	3	1	1	0	0	1
B	5	1	1	2	1	3	4	4	8	1	4	3
C	3	4	5	5	1	2	0	1	5	3	2	7
D	1	10	4	1	4	4	2	2	5	10	5	5
E	9	12	1	2	4	4	7	2	3	1	5	10
F	7	14	9	4	8	5	2	5	4	6	5	12
G	10	5	8	3	6	9	1	8	2	1	7	6
H	7	4	6	1	6	2	0	1	0	4	7	2

明显高于阴性对照孔，并且该孔细胞克隆计数为单克隆，说明该孔中的单克隆细胞可分泌产生 PADI4 单克隆抗体，可用于进一步扩大稀释培养及检测。

表 12-2　单抗筛选 ELISA 检测表

	1	2	3	4	5	6	7	8	9	10	11	12
A	0.174	0.182	0.146	0.040	0.236	0.192	0.214	0.174	0.222	0.300	0.267	0.140
B	0.142	1.028	0.326	0.051	0.342	0.592	0.416	0.458	0.324	0.272	0.307	0.225
C	0.414	0.198	0.861	0.041	1.175	0.356	0.282	0.847	0.777	0.971	0.516	0.210
D	0.835	0.141	0.378	0.040	0.648	0.625	0.890	0.754	0.715	1.284	1.082	0.132
E	0.207	0.394	0.872	0.040	0.231	0.555	0.373	0.682	0.265	0.811	0.476	0.177
F	0.162	0.227	0.372	0.043	0.635	0.216	0.197	0.251	0.777	0.313	0.374	0.178
G	0.162	0.205	0.262	0.041	0.256	0.214	0.215	0.213	0.275	0.264	0.170	0.148
H	1.657	0.141	0.132	0.155	0.043	0.143	0.243	0.175	0.190	0.185	0.175	0.099

（五）注意事项

1. 细胞融合后克隆筛选过程中应注意采用含有 HAT 或 HT 的细胞培养液。

2. 克隆筛选周期较长，注意整个细胞培养过程中避免发生细胞污染。

3. ELISA 筛选检测过程中应注意避免孔间污染。

（六）问题分析与思考

1. ELISA 检测过程中为何应注意避免孔间污染？

2. 单克隆抗体与多克隆抗血清的区别，在制备过程中如何保证了单克隆抗体的特异性？

六、PADI4 单克隆抗体的扩大化生产

（一）目的要求

1. 了解单克隆抗体扩大化生产的方法。

2. 掌握腹腔注射法制备大量单克隆抗体的方法。

3. 了解腹水中纯化单克隆抗体的方法。

（二）实验原理

筛选得到的阳性克隆杂交瘤细胞株具备持续分泌产生均质、高效价特异性抗体的能力。复苏后细胞培养上清可产生浓度为 3～20μg/ml 的抗体。单克隆抗体的大量制备目前较为常用的是腹腔注射法。将一定数量的杂交瘤细胞注射 BALB/c 小鼠腹腔，产生种植瘤，从而分泌产生含有单克隆抗体的腹水。每只小鼠可形成 5～10ml 腹水，腹水中含有单克隆抗体，浓度为 5～20mg/ml。可根据实验需要调整接种小鼠的数量。

（三）仪器和材料

1. 实验动物：8 周左右雄性 BALB/c 小鼠。

2. 材料与试剂：5ml 一次性无菌注射器、DMEM 细胞培养液、细胞计数器、离心管。

（四）实验步骤

1. 细胞的复苏、培养：从液氮罐中取出冻存的 SP2/0 细胞株，置于 37℃温水中融化。无菌操作，在冻存管中加入 0.5ml 预温的 DMEM 完全培养基，轻轻混匀。加到含有 5～10ml 预温培养基的细胞培养瓶中，轻轻混匀。置于 37℃ 5%CO_2 细胞培养箱中培养过夜。

2. BALB/c 小鼠腹腔注射

(1) 调整细胞数量和生长状态，一般采用对数生长期细胞。每只 BALB/c 小鼠腹腔注射 1×10^6 杂交瘤细胞，体积为 0.5～1ml。

(2) 观察小鼠生长状态及腹水产生情况，一般 7～10 天产生明显腹水。

(3) 待到腹水产生最多、小鼠未死亡时无菌操作，打开腹腔，用细胞滴管小心吸取腹水，或采用注射器吸取。

3. 收集至离心管中，每分钟 1000 转，离心 5min。

4. 收集的腹水可采用硫酸铵沉淀法及亲和层析纯化单抗。

（五）注意事项

1. 注意正确的小鼠握持方法，避免抓伤或咬伤。

2. 细胞培养过程中需要注意无菌操作。

3. 腹腔注射后小鼠状态的观察，在小鼠死亡前采集腹水。

（六）问题分析与思考

如果将单克隆抗体用于制备 ELISA 检测试剂（如双抗夹心法），1 只小鼠产生的腹水可制备多少块平板？

（王志宇）

第13章 L-丙氨酸生产菌的构建与产物检测

一、实验简介

大肠杆菌（*Escherichia coli*）作为典型的模式微生物，因其适应有氧、微氧与厌氧等多种环境、营养需求简单、生长迅速、遗传操作工具丰富等优势，广泛应用于多种医药中间体在内的高附加值化学品的微生物合成，且部分产品已经实现了工业化生产。由于严谨的调控机制，野生型大肠杆菌中化合物的合成水平往往较低，与此同时，部分化合物在大肠杆菌中无法天然合成。因此，为了在大肠杆菌中大量合成某种目标化合物，一方面需要对不利于目标产物合成的负调控因素及竞争性途径相关基因进行敲除，另一方面需要对目标合成途径的限速酶进行过量表达，或者引入异源酶构建完整的合成途径，从而使目标产物的产量达到一个理想水平。

本章实验以大肠杆菌的 L-丙氨酸（L-Alanine）合成为例，为了简化实验流程，选择了两个重要的靶基因作为研究对象：编码丙氨酸消旋酶的 *dadX* 基因，以及编码丙氨酸脱氢酶的 *alaD* 基因。丙氨酸消旋酶可完成 L-丙氨酸和 D-丙氨酸之间的转换，因此对大肠杆菌 L-丙氨酸的产量与纯度有明显的影响；另外，大肠杆菌自身并不含有内源的丙氨酸脱氢酶 AlaD，因此需要导入其他微生物来源的丙氨酸脱氢酶基因 *alaD*，从而在大肠杆菌内实现丙酮酸到 L-丙氨酸的转化（图 13-1）。

首先，以野生型大肠杆菌 MG1655 为出发菌株，将包含 Red 同源重组酶的 pTKRed 质粒转化 MG1655 菌株，用于催化 *dadX* 敲除片段与靶基因的同源重组，从而完成 *dadX* 基因的敲除。之后，为了使大肠杆菌能够利用丙酮酸合成 L-丙氨酸，将来自蜡样芽孢杆菌的 *alaD* 基因连接到表达载体 pTrc99a 上，并转化至 *dadX* 基因缺失的大肠杆菌中，由此获得了能够合成 L-丙氨酸的重组大肠杆菌。

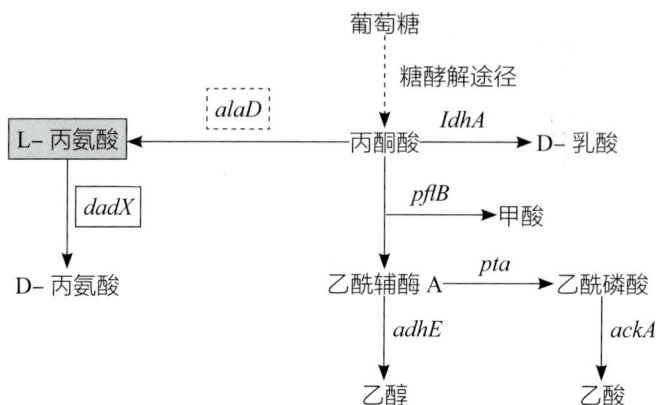

▲ 图 13-1　大肠杆菌 L- 丙氨酸合成途径

IdhA. 乳酸脱氢酶基因；*pflB.* 丙酮酸 – 甲酸裂解酶基因；*pta.* 磷酸乙酰转移酶基因；*adhE.* 乙醇脱氢酶基因；*ackA.* 乙酸激酶基因；*dadX.* 丙氨酸消旋酶基因；*alaD.* 丙氨酸脱氢酶基因

最后，对获得的重组菌株进行分批发酵，并利用高效液相色谱法检测发酵液中 L- 丙氨酸的含量，从而评估重组大肠杆菌的 L- 丙氨酸合成水平。本章实验基本囊括了对天然大肠杆菌进行改造所需的技术手段，为学生之后从事大肠杆菌乃至细菌相关研究打下良好的基础。同时，本章实验的安排对学生之前接触的生物化学、基因工程、分子生物学、微生物学等基础实验中的部分内容进行了回顾与加深，有利于学生筑牢基础，培养学生的独立实验与思考的能力，提高学生科研素养。本章实验参考流程图如图 13-2 所示。

二、大肠杆菌化学感受态的制备与质粒的转化

（一）目的要求

1. 掌握氯化钙法制备大肠杆菌感受态的原理和操作。

2. 学习质粒转化大肠杆菌感受态细胞的操作步骤。

3. 能够准确鉴定大肠杆菌阳性转化子。

（二）实验原理

天然状态下，外源 DNA 进入微生物细胞的难度极大。微生物细胞要接纳外源 DNA，必须处于感受态，即细菌具有吸收周围环境中 DNA 能力的一种特殊生理状态。某一细菌通过直接吸收外源 DNA 片段并获得供体细菌稳定遗传性状的过程，称为细菌转化。

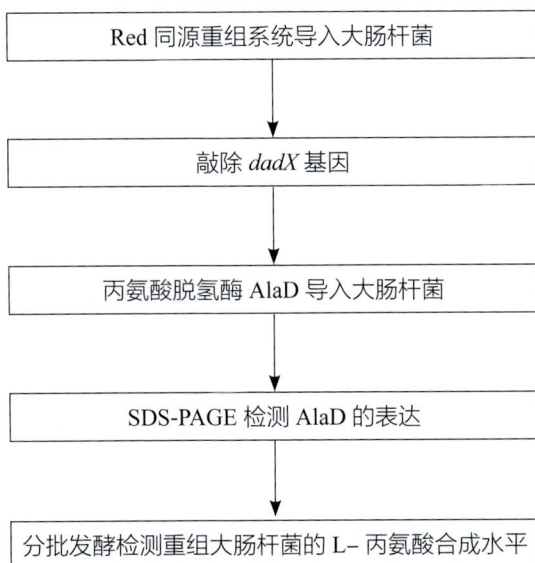

▲ 图 13-2　实验流程图

　　为了提高受体菌摄取外源 DNA 的能力，可以用化学试剂处理细胞，从而改变细胞膜的通透性，使其更容易吸收外源 DNA。$CaCl_2$ 法是最常用的化学感受态制作方法，当将快速生长的大肠杆菌置于经低温预处理的 $CaCl_2$ 溶液中，微生物细胞会吸水膨胀，同时溶液中的钙通道会使细胞膜磷脂双分子层形成液晶结构，促使细胞外膜与内膜间隙中的部分解离开来。同时，$CaCl_2$ 能够促进细胞膜与外源 DNA 相黏附，并在细胞表面形成抗脱氧核糖核酸酶的羟基 – 磷酸钙复合物。黏附在细胞表面的质粒 DNA 经 42℃ 短时间热激处理后，可通过细胞膜表面产生的裂隙进入细胞。这种方法由于操作简便，已经广泛应用于植物、动物、微生物等不同宿主重组质粒的构建。在本节实验中，携带 Red 同源重组酶的 pTKRed 质粒将通过 $CaCl_2$ 法（图 13-3）转入野生大肠杆菌 MG1655 中，从而为后续 Red 同源重组酶介导的基因敲除实验奠定基础。

（三）仪器与材料

1. 实验器材

　　冷冻离心机、电子天平、超净工作台、微量移液器、高压蒸汽灭菌锅、紫外可见分光光度计、恒温金属浴、恒温振荡培养箱、微波炉、电泳槽及配套电源、样品梳子。

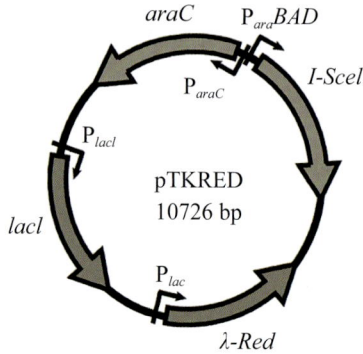

▲ 图 13-3　**pTKRed** 质粒图谱

2. 材料与试剂

LB 液体培养基（胰蛋白胨 10g/L，酵母粉 5g/L，氯化钠 10g/L）、LB 固体培养基（LB 液体培养基加入 1.5%～2% 的琼脂粉）、大观霉素储液（50mg/ml）、CaCl₂ 溶液 [0.1mol/L CaCl₂，0.02mol/L PIPES，15%（v/v）甘油]、灭菌玻璃平板或无菌一次性平板、质粒提取试剂盒、TAE 缓冲液、琼脂糖。

3. 试验菌株

大肠杆菌 MG1655。

（四）操作步骤

1. 感受态细胞的制备（CaCl₂ 法）

(1) 从 LB 固体平板挑取大肠杆菌 MG1655 单克隆接种于 5ml LB 液体培养基中（无抗生素），37℃、每分钟 200 转培养 12～16h。

(2) 将培养物按照 1%～2%（v/v）的接种量接种到 50ml LB 液体培养基（无抗生素）中，继续在 37℃、每分钟 200 转的条件下培养至 OD_{600} 约为 0.4。

(3) 取培养好的大肠杆菌菌液 50ml 于离心管中，4℃、每分钟 4000 转，离心 10min。

(4) 弃去上清液，加入 50ml 预冷的无菌 CaCl₂ 溶液，4℃、每分钟 4000 转，离心 10min，重复 1 次。

(5) 彻底去除残余培养液，加入 50ml 预冷的灭菌 CaCl₂ 溶液悬浮菌体。

(6) 冰浴静置 30min，4℃、每分钟 4000 转，离心 10min。

(7) 弃上清，加入 0.5～1.5ml 预冷的灭菌 CaCl₂ 溶液重悬菌体，并按照 0.1ml/管分装至无菌的 1.5ml 离心管中，即为制备好的感受态细胞。

(8) 制备好的感受态细胞可置于 -80℃冰箱长期保存。

2. pTKRed 质粒转化大肠杆菌 MG1655

(1) 吸取 pTKRed 质粒 5～10μl 加入 100μl 制备好的感受态细胞，冰浴 20～30min。

(2) 准备灭菌 LB 固体培养基，微波炉融化后冷却至 40～50℃，加入终浓度为 50μg/ml 的大观霉素，分装至灭菌的玻璃平板或一次性无菌平板。

(3) 冰浴完成的感受态细胞迅速放入 42℃恒温金属浴中，热激 90s。

(4) 迅速置于冰上冰浴 3min。

(5) 加入 800μl 无抗生素的 LB 液体培养基，30℃轻摇培养 60min。需要注意的是，为了方便后期去除 pTKRed 质粒，该质粒上含有温度敏感型复制子，在高于 30℃的环境中该质粒会逐渐丢失。因此为了保证 pTKRed 质粒的正常复制，含有该质粒的大肠杆菌一般在 30℃的温度下进行培养。

(6) 每分钟 12 000 转，离心 1min，或每分钟 4000 转，离心 5～10min，去除部分上清液，将带有些许上清的菌体混匀后，吸取 50～200μl 涂布在含有 50μg/ml 大观霉素的 LB 固体平板上。

(7) 将涂布完成的平板放入 30℃恒温培养箱，先正置培养 20～30min，之后倒置培养 16～20h。

3. 阳性转化子的鉴定

(1) 挑取 4～6 个含有大观霉素的 LB 固体平板上的单菌落接入 5ml 含有大观霉素的液体培养基中，30℃、每分钟 200 转，培养 12～16h。

(2) 每个单菌落培养物吸取 1～3ml 培养液，利用质粒提取试剂盒分别提取质粒。

(3) 吸取提取的质粒样品 3～6μl，并以转化感受态细胞时加入的质粒作为对照，利用琼脂糖凝胶电泳查看提取的质粒样品的条带大小是否与阳性对照一致。如果一致，则代表 pTKRed 质粒成功转化大肠杆菌 MG1655 中。

（五）注意事项

1. 一定要选取刚涂布、过夜生长的平板的单克隆制备感受态细胞。

2. OD_{600} 值可间接表示细胞密度，用于判断培养物中的细菌是否大部分处于对数生长期，当 OD_{600} 值处于 0.4～0.5 时，细菌一般处于对数生长期。由于细胞数可以在 20～30min 加倍，因此一定要把握好培养时间。细胞密度过高或不足均会影响转化效率。

3. 感受态细胞不能反复冻融，实验时按需取用。

4. 整个操作均应在无菌条件下进行，所用离心管、枪头等最好是全新的，并经高压灭菌处理。所有的试剂均需灭菌，且注意防止被其他试剂、DNA 酶或杂 DNA 污染，以免影响转化效率。

（六）问题分析与思考

1. 42℃热激后，细胞转移至 LB 液体培养基中，于 30℃振荡培养 60min，为什么此时的培养基不含抗生素？

2. 制备的大肠杆菌感受态细胞为什么不能反复冻融？

三、利用聚合酶链式反应技术获得 *dadX* 基因敲除片段

（一）目的要求

1. 学习巩固利用聚合酶链式反应（PCR）技术获得目的基因的基本原理与方法。

2. 掌握查找基因序列与引物设计的一般要求。

（二）实验原理

PCR 的基本原理与 DNA 的天然复制过程一致，其特异性依赖于与靶序列两端互补的寡核苷酸引物，主要由变性、退火、延伸 3 个步骤和 30～35 个循环组成。变性是 DNA 模板双链的解链，实验中常用变性温度为 94～98℃，这也是大多数 DNA 聚合酶进行 30 个以上 PCR 循环时能够耐受的最高温度。退火是上游与下游两条引物各自与 DNA 模板结合，其效率和特异性与退火温度的设置密切相关。如果退火温度太高，引物与模板结合不佳，扩增效率将会非常低；如果退火温度太低，引物常常与模板链产生非特异性结合。通常最佳的退火温度一般比两条寡核苷酸引物的熔解温度低 2～10℃。延伸是 DNA 聚合酶利用 dNTP 合成与模板碱基序列互补的 DNA 链的过程，一般温度设定为 68～78℃。延伸时间的设定需按照 DNA 聚合酶的延伸速率来计算，传统的 Taq 聚合酶的延伸速率约为 1000bp/min。现在部分新开发的商品化 DNA 聚合酶的延伸速率可以达到 2000～4000bp/min，因此可大幅缩短延伸时间。PCR 扩增所需的循环数取决于反应体系中起始的模板拷贝数，以及引物延伸和扩增的效率。由于不同品牌的 DNA 聚合酶在最适反应条件上有所差异，因此一般需根据说明书设置具体的反应条件。

在本实验中，为了实现后续的 Red 同源重组酶介导的同源重组，所需的

PCR 片段与一般的 PCR 片段稍有区别（图 13-4）。该片段两侧为与待敲除靶基因两侧同源的序列，中间为抗性基因片段，一般为氯霉素抗性基因或卡那霉素抗性基因。为了获得该片段，一般以 pKD3 或 pKD4 质粒为模板。pKD3 质粒携带氯霉素抗性基因，pKD4 质粒则携带卡那霉素抗性基因，同时在抗性基因两侧带有 FLP 重组酶的识别位点，可在 FLP 重组酶的作用下催化两个 FRT 位点之间的重组，进而在基因组上去除抗性基因片段。

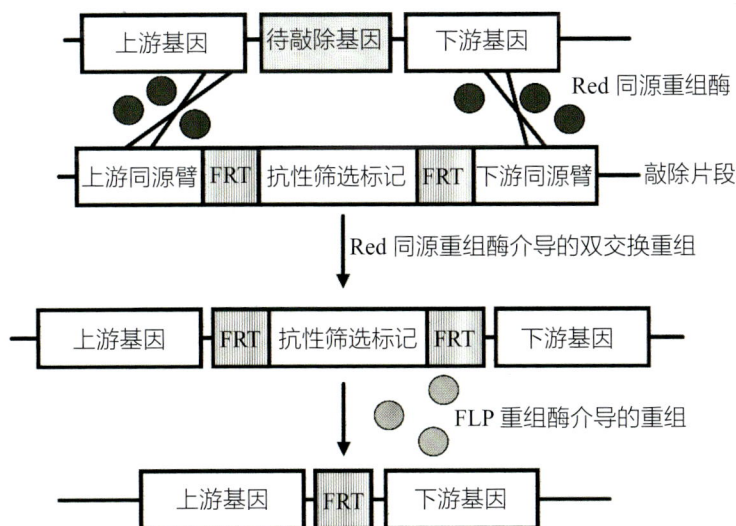

▲ 图 13-4　Red 同源重组系统介导的重组原理

引物设计可采用 Primer 5.0、Oligo 6 等软件。引物的设计主要包括，三条基本原则：首先引物与模板的序列要紧密互补，其次避免引物与引物之间形成稳定的二聚体或发卡结构，再次引物不能在模板的非目的位点形成 DNA 错配。另外，引物中 G+C 两种核苷酸的含量通常为 40%～60%，同时尽量避免在引物的 3' 端使用碱基 A。

（三）仪器与材料

1. 实验器材

PCR 仪、台式离心机、微量移液器、PCR 小管、微波炉、电泳槽及配套电源、样品梳子。

2. 材料与试剂

2×PCRmix 缓冲液（各品牌产品均可，该缓冲液包括了 DNA 聚合酶、

dNTP、MgCl$_2$、pKD3/pKD4 质粒、反应缓冲液和优化试剂等，本实验以 2× 缓冲液为例）、正向引物和反应引物（各 10μmol/L）、ddH$_2$O、TAE 缓冲液、琼脂糖、琼脂糖凝胶回收试剂盒、氯霉素或卡那霉素抗生素储液（50mg/ml）。

（四）操作步骤

1. 在 0.2ml Eppendorf 管内依次混匀下列试剂，配制 50μl 反应体系（表 13-1）。

表 13-1　PCR 反应体系	
试　剂	体　积
2×PCRmix 缓冲液	25μl
正向引物（10μmol/L）	2μl
反向引物（10μmol/L）	2μl
pKD3/pKD4 质粒	0.1～10ng
ddH$_2$O	至 50μl

2. 按下述循环程序（表 13-2）进行扩增（如果所用的 DNA 聚合酶有特殊要求，可根据说明书要求进行）。

表 13-2　PCR 循环程序				
程序阶段	程序名称	温　度	时　间	循环数
1	预变性	94℃	5min	1
2	变性	94℃	30s	30～35
	退化	56～62℃	30s	
	延伸	72℃	按照 DNA 片段长度与 DNA 聚合酶扩增速度确定	
3	延伸	72℃	10min	1
4	保温	4℃	低温保存	

3. 反应结束后，取 5μl 反应产物利用琼脂糖凝胶电泳进行分析验证，其余暂时放置于 4℃保存备用。

4. PCR 反应产物验证成功后，利用琼脂糖凝胶回收试剂盒回收剩余的 PCR 产物，在这个过程中可去除 PCR 反应体系中的酶与缓冲液中的离子成分。

（五）注意事项

1. 配制 PCR 反应体系时要保证戴口罩、不讲话、冰上操作、勤换加样枪头，避免交叉污染。

2. 为避免试剂在开盖时飞溅或有 PCR 反应液黏附在 PCR 管管壁上，可在 PCR 反应前后利用离心机将液体收集于管底。

3. 操作时应设立阴性对照，既可以验证 PCR 反应的可靠性，又可以辅助判断系统的可信性。阴性对照包括 PCR 反应所需的全部成分，而不加模板 DNA，可检测试剂和耗材中是否有 DNA 污染。若检出污染试剂或耗材，应立即更换。

（六）问题分析与思考

1. 在 PCR 过程中，如果没有条带或者出现非预期条带，可能的原因是什么？该如何解决？

2. 如何确定 PCR 反应中的退火温度和延伸时间？

四、大肠杆菌电转感受态的制备及 *dadX* 基因的敲除

（一）目的要求

1. 学习并掌握大肠杆菌电转感受态的制备方法。

2. 掌握 Red 同源重组系统介导的基因敲除原理及操作步骤。

（二）实验原理

电转化技术又被称为电穿孔技术，是利用电脉冲瞬时电击细胞膜形成的电穿孔，促进大分子或亲水性分子进入细胞。该方法转化效率显著高于传统的化学转化方法，可满足构建大容量基因文库和抗体库的需要。电转化技术的效率受诸多条件影响，如电场强度、脉冲时间、质粒或线性 DNA 浓度、微生物的生长状态等。首先，制备电转感受态细胞时，选择生长至对数早中期时的微生物细胞最为适宜，而在对数生长晚期的细菌发生老化，电转化效率也随之降低；其次，适当增加供体细胞数量也可提高转化效率；再次，电转化效率和 DNA 浓度在一定程度上成正比，但是过量的 DNA 提高转化效率的效果并不明显；最后，为避免电击时出现"击穿"，即产生电流，细胞悬浮液及 DNA 溶液中应含有尽量少的导电离子。

电转化技术的转化效率为每微克 $10^9 \sim 10^{10}$ 转化子 DNA。当外源 DNA 分子

加入电转感受态细胞之后，在 DNA 和细胞接受电脉冲的早期，两者由随机分布转为向阳极运动，而晚期的 DNA 则分布于细胞外膜或胞质间隙，并于电转化之后的恢复培养时进入细胞质。适当的脉冲强度可以在保证细胞状态良好的同时提高转化效率，而过高的电场强度会使部分细胞不能承受过高的场强而破裂死亡，造成无效转化。为了减轻电击对细胞造成的热损伤，电转化感受态细胞的收集一般在 4℃以下的低温环境进行。此外，低温下的细胞活性降低，对外界刺激的敏感性也随之降低，有利于细胞膜形成的孔隙开启时间延长，使更多的外源 DNA 进入。

在野生型大肠杆菌中，*dadX* 编码的丙氨酸消旋酶可催化 L-丙氨酸和 D-丙氨酸之间的转换，因此会显著影响大肠杆菌 L-丙氨酸的积累水平，而敲除 *dadX* 基因可避免合成的 L-丙氨酸转化为 D-丙氨酸。与普通的电转化质粒DNA 有所区别，本节实验将利用电转化技术将 *dadX* 基因线性敲除片段转入大肠杆菌 MG1655 细胞中并完成 *dadX* 基因的敲除。因此，在转接过夜培养物的同时需加入诱导剂异丙基-β-D-硫代半乳糖苷（IPTG）诱导 Red 同源重组酶的表达。

（三）仪器与材料

1. 实验器材

电转化仪、台式离心机、微量移液器、Eppendorf 管、恒温振荡金属浴、琼脂糖凝胶电泳系统。

2. 材料与试剂

MG1655/pTKRed 菌株、SOB 培养基（2% 蛋白胨、0.5% 酵母粉、0.05%NaCl、2.5mmol/L KCl）、SOC 培养基（SOB 培养基添加 20mmol 葡萄糖）、无菌 ddH_2O、$MgCl_2$（1mol/L）、PCR 相关试剂、IPTG（0.5mg/ml）、TAE 缓冲液、琼脂糖、琼脂糖凝胶回收试剂盒、检测正向和反向引物（各 10μmol/L）。

（四）操作步骤

1. 电转感受态的制备

(1) 从 LB 固体平板挑取上节转入 pTKRed 质粒的 MG1655 菌株单克隆于 5ml SOB 液体培养基中（包含终浓度 50μg/ml 大观霉素与 500μl 1mol/L 的 $MgCl_2$），30℃、每分钟 200 转，培养 12~16h。

(2) 将培养物按照 1%~2%（v/v）的接种量接种到 50ml SOB 液体培养基中，同时添加 100μl 0.5mg/ml 的 IPTG 及 500μl 1mol/L 的 $MgCl_2$，继续在 30℃、每分钟 200 转的条件下培养 2.5~3h，至 OD_{600} 为 0.4~0.5。

(3) 取培养好的菌液 50ml 于离心管中，4℃、每分钟 4000 转，离心 10min。

(4) 弃去上清液，加入 1ml 预冷的无菌 ddH$_2$O，4℃、每分钟 10 000 转，离心 1.5min。

(5) 弃去上清液，重复上述步骤 3～4 次，彻底去除残留的培养基。

(6) 弃上清，加入 30～100μl 预冷的无菌 ddH$_2$O 重悬菌体，即为制备好的电转感受态细胞。

(7) 由于本实验所用的电转感受态细胞中含有诱导的 Red 同源重组酶，因此制备好的感受态细胞应立即用于电转化实验。如果需要长期保存电转感受态细胞，可以将本实验中的 ddH$_2$O 替换为 10%（v/v）的甘油用于重悬细胞，置于 –80℃冰箱保存。

2. *dadX* 基因敲除片段电转化 MG1655/pTKRed 菌株

(1) 取制备好的电转感受态细胞，加入 *dadX* 基因敲除片段 10～30μl，冰浴 3min；同时将电转化杯进行冰浴。

(2) 打开电转仪，设置条件为电压 2.5kV，电阻 200Ω，电容 25μF，脉冲时间 4.3ms。需要注意，不同的电转化杯所使用的条件稍有不同。电压不够，电转化的效率低；电压过高，容易击穿电转化杯，产生电火花，因此需根据电转化杯的使用说明进行设置。

(3) 将冰浴后的感受态细胞(含 *dadX* 基因敲除片段 DNA)转移至电转化杯中，轻轻敲击电转化杯使混合物均匀进入电转化杯的底部。

(4) 将电转化杯推入电转化仪中，按一下 pulse 键，听到蜂鸣声后，向电击杯中迅速加入 800μl SOC 液体培养基，重悬细胞后，转移到 1.5ml 离心管中，置于恒温振荡金属浴中 30℃轻摇培养 60min。

(5) 每分钟 12 000 转，离心 1min，去除部分上清液，将带有些许上清的菌体混匀后，涂布在含有 25μg/ml 卡那霉素或 17μg/ml 氯霉素的 LB 固体平板上。

(6) 将涂布完成的平板放入 30℃恒温培养箱，先正置培养 20～30min，之后倒置培养 16～20h。

注意：电转化杯不能进行高压蒸汽灭菌，一般可采用如下流程进行清洗：用清水将电转化杯稍微冲洗一下，向电转化杯中加入 75% 酒精浸泡 2h；去酒精，用蒸馏水冲洗 2～3 遍，之后用 1ml 的枪吸取 ddH$_2$O 反复吹打电转化杯 10 遍以上；加入无水乙醇 2ml 于电转化杯中，浸泡 30min；去无水乙醇，于超净工作台内紫外照射 30min 以上直至挥发干乙醇；将清洗好的电转化杯放入 –20℃冰箱内待用。

3. 阳性敲除子的筛选及 pTKRed 质粒的去除

(1) 在 *dadX* 基因敲除片段的同源臂区域外侧分别设计长度为 20~25bp 的检测引物。

(2) 在电转化后涂布的卡那霉素或氯霉素平板上挑取 10~20 个单克隆为模板，以敲除前的菌株作为阴性对照，利用检测引物通过 PCR 技术检测 *dadX* 基因是否敲除成功。若 *dadX* 基因成功被抗性基因片段替换，则扩增出的条带应具有区别于阴性对照的大小。如果与阴性对照的条带大小长度一致，则代表敲除实验失败。

(3) 挑取敲除成功的阳性单克隆于 50ml LB 液体培养基中（不包含抗生素），42℃、每分钟 200 转，培养 24h，以去除细胞内的 pTKRed 质粒。

(4) 用接种环蘸取培养液，在 LB 固体培养基（不包含抗生素）中划单菌落。

(5) 挑取 6~10 个单菌落，分别同时在大观霉素 LB 平板及不含抗生素的 LB 平板上划线。如果单菌落在大观霉素平板上不能生长，而在不含抗生素的 LB 平板上正常生长，即代表 pTKRed 质粒成功去除。

4. 抗性基因的去除

(1) 挑取成功去除 pTKRed 质粒的大肠杆菌 MG1655 菌株，于 5ml LB 液体培养基中，37℃、每分钟 200 转，培养 12~16h。

(2) 制作普通化学感受态，转入带有 FLP 重组酶的 pCP20 质粒（由于 pCP20 质粒携带氨苄西林与氯霉素两种抗性基因，因此选择一种抗生素进行筛选即可）。需要注意的是 pCP20 质粒同样带有温度敏感型复制子，因此转入 pCP20 质粒后自恢复培养阶段就需在 30℃条件下培养。

(3) 挑取 pCP20 转化成功的阳性菌株单克隆于 50ml LB 液体培养基（不含抗生素）中，42℃、每分钟 200 转，培养 24h。pCP20 质粒上的 FLP 重组酶同样也受温度诱导，在 42℃条件下开始大量表达，进而催化抗性基因两侧的 FRT 位点发生重组并去除抗性基因，同时 pCP20 质粒也处在逐渐丢失过程中。

(4) 用接种环蘸取培养液，在不含抗生素的 LB 固体培养基中划单菌落。

(5) 挑取 6~10 个单菌落，分别在大观霉素 LB 平板、氨苄西林 LB 平板、卡那霉素或氯霉素 LB 平板（取决于敲除 *dadX* 基因采用的哪种抗性基因）及不含抗生素的 LB 平板上划线。如果单菌落在所有含抗生素的平板上均不能生长，在不含抗生素的 LB 平板上正常生长，即代表 pCP20 质粒，以及基因组上的抗性基因均成功去除。

（五）注意事项

1. 定期检查电转化杯的状态，若玻璃侧壁上出现裂缝或破损，应及时更换电转化杯。

2. 制备电转感受态时，全程保证细胞处于低温状态。

3. 为了保证细胞内含有足够的 Red 同源重组酶，一定要确保转入 pTKRed 质粒的 MG1655 菌株的诱导时间，一般应在 2.5h 以上。因此，初始接种量应加以控制，以防大肠杆菌细胞短时间内生长至 $OD_{600}=0.6$ 以上。

（六）问题分析与思考

1. 电转化技术实现外源 DNA 进入细胞的原理是什么？哪些因素可能会影响电转化的效果？

2. 为什么有些单克隆能够在抗性平板上生长，经过 PCR 验证却是阴性？怎样降低电转化假阳性出现的概率？

五、蜡样芽孢杆菌来源的丙氨酸脱氢酶在大肠杆菌中的表达

（一）目的要求

1. 了解外源基因在原核细胞中的表达原理及步骤。

2. 掌握利用 SDS-PAGE 技术检测外源蛋白在大肠杆菌中的表达情况。

（二）实验原理

利用基因工程可大量获得自然界生物体稀有的或表达量较低的蛋白质，为研究这些蛋白质的结构与功能提供充足的样品，还能使这些蛋白质相对廉价地用于临床诊断、治疗及其他生物学基础研究中。将外源基因连接合适载体后，导入大肠杆菌用于表达大量蛋白质的方法一般称为原核表达。原核生物表达系统因其相关的基本理论和技术方法成熟、操作技术较低而得到广泛的应用。由于外源基因的表达往往影响宿主大肠杆菌的生长繁殖，因此在大肠杆菌中表达重组蛋白的理想启动子不仅要保证目的蛋白的高效表达，还应受到严谨的调控，以最大限度降低细菌的代谢负担与外源蛋白的毒性作用。常用的诱导性启动子为 IPTG 或温度诱导，可使外源基因在诱导前处于较低的表达水平，从而降低对原核生物的影响。

大肠杆菌作为人类研究最为透彻的细菌之一，由于营养需求简单、生长速度快、遗传背景清晰等优势，广泛应用于外源基因的表达，成为原核表达系统最常用的宿主菌。由于大肠杆菌缺少修饰及糖基化、磷酸化等翻译后加工系统，

因此在大肠杆菌中表达的外源蛋白较容易形成包涵体从而影响其生物学活性及构象，这也是原核表达系统的普遍缺点。

天然大肠杆菌自身并不具备丙氨酸脱氢酶 AlaD。因此为了实现大肠杆菌 MG1655 利用葡萄糖合成 L– 丙氨酸，需要导入外源的丙氨酸脱氢酶。在本节实验中，将选择来源于蜡样芽孢杆菌的丙氨酸脱氢酶，通过转化上节构建的 *dadX* 基因敲除大肠杆菌实现初步的 L– 丙氨酸的合成。

（三）仪器与材料

1. 实验器材

PCR 仪、恒温金属浴、超声破碎仪、电源、琼脂糖凝胶电泳槽及配套制胶梳子、恒温振荡培养箱、聚丙烯酰胺凝胶电泳槽及配套制胶板。

2. 材料与试剂

限制性内切酶 Sac I/BamH I 及配套缓冲液、T4DNA 连接酶及配套缓冲液、大肠杆菌 DH5α 感受态细胞、氨苄西林储液（100mg/ml）、LB 液体及固体培养基、凝胶回收试剂盒、细菌质粒提取试剂盒、PBS 缓冲液、异丙基硫代 –β–D– 半乳糖苷（IPTG）、TAE 缓冲液、PBS 缓冲液、琼脂糖、蛋白 marker、DNAmarker、Tris-HCl（pH 7.5）缓冲液、超声破碎仪、丙烯酰胺（Acr）、亚甲基双丙烯酰胺（Bis）、十二烷基硫酸钠（SDS）、过硫酸铵、四甲基乙二胺（TEMED）、蛋白上样缓冲液。

5×Tris-Glycine 电泳缓冲液：称取 Tris 固体 15.1g，甘氨酸 94g，SDS 5g 加入蒸馏水溶解定容至 1L，室温保存，使用前稀释至 1 倍。

考马斯亮蓝 R-250：将 0.4g 的考马斯亮蓝 R-250 溶于 100ml 的甲醇中，待完全溶解后加入 40ml 的冰醋酸，加入蒸馏水定容至 400ml，室温保存。

蛋白脱色液：取 100ml 的冰醋酸、100ml 的无水乙醇，用蒸馏水定容至 1L，室温保存备用。

（四）分析步骤

1. *alaD* 基因连接 pTrc99a 质粒

选择 Sac I/BamH I 两种限制性内切酶将 *alaD* 基因连接到大肠杆菌表达质粒 pTrc99a 质粒上。首先设计引物，利用 PCR 技术获得完整的 *alaD* 基因。注意，需要在上下游引物两端分别设计 Sac I（CGAGCTC）与 BamH I（CGCGGATCC）的酶切位点及保护碱基。然后同时对 pTrc99a 质粒与 *alaD* 基因片段分别进行双酶切，酶切条件为 37℃ 0.5～1h，酶切体系如表 13–3 所示。

表 13-3　限制性内切酶双酶切体系（20μl）

试　剂	用量（μl）
Sac I/BamH I	各 1μl
限制性内切酶 Buffer（10X）	2μl
pTrc99a 质粒或 *alaD* 基因片段	加至 1μg
ddH$_2$O	加至 20μl

将双酶切后的线性化 pTrc99a 质粒与 *alaD* 基因片段分别进行琼脂糖凝胶电泳并利用凝胶回收试剂盒回收片段长度正确的 DNA。之后利用 T4 DNA 连接酶将 *alaD* 基因片段连接至 pTrc99a 质粒的 Sac I/BamH I 位点处，连接条件为 25℃、0.5~1h，连接体系如下表 13-4 所示。

表 13-4　T4 DNA 连接酶连接体系

试　剂	用　量
pTrc99a 线性化片段	0.03pmol
alaD 基因片段	0.3pmol
T4 DNA 连接酶	1μl
10 × Ligase Buffer	1μl

注意：插入片段与载体的摩尔比一般应在 3 : 1~10 : 1

连接完成后，将 10μl 连接产物全部转化大肠杆菌 DH5α 感受态细胞，步骤同 "大肠杆菌化学感受态的制备与质粒的转化"。在含有氨苄西林的 LB 固体平板上进行筛选，培养温度为 37℃。挑取 4~6 个单菌落接入 5ml 含有氨苄西林的 LB 液体培养基中，37℃、每分钟 200 转培养 12~16h。利用质粒提取试剂盒分别提取质粒，以 pTrc99a 野生型质粒作为空白对照，利用琼脂糖凝胶电泳查看提取的质粒样品的条带大小是否大于空白对照。如果高于空白对照，则代表 *alaD* 基因可能成功连接到 pTrc99a 质粒上。将初步检测成功的质粒进行测序，以确保 DNA 序列完全正确。

2. 连接成功的 pTrc99a-*alaD* 转化 MG1655（Δ*dadX*）

在上个实验中，成功在大肠杆菌 MG1655 敲除了编码丙氨酸消旋酶的 *dadX* 基因。将连接成功的 pTrc99a-*alaD* 质粒利用化学转化法转入 MG1655（Δ*dadX*）菌株中，并利用质粒提取试剂盒检测 pTrc99a-*alaD* 质粒是否转化成功。

3. 丙氨酸脱氢酶 AlaDH 的诱导表达

(1) 将成功转化 pTrc99a-*alaD* 重组质粒的大肠杆菌 MG1655（Δ*dadX*）接种至含有氨苄西林的 LB 液体培养基中，37℃、每分钟 200 转，过夜培养。

(2) 按照 1% 的接种量接种到 300ml 含有卡那霉素的 LB 液体培养基中，37℃、每分钟 200 转，培养至 OD_{600} 为 0.6 左右。

(3) 当 OD_{600} 为 0.6 时，取 1ml 的菌液作为空白对照。向剩余的菌液中加入 715μl 50mg/ml 的 IPTG，20℃、每分钟 200 转，诱导培养 14～16h。

(4) 诱导结束后，4℃、每分钟 6000 转，离心 10min，弃上清。

(5) 用 50mmol/L Tris-HCl（pH 7.5）缓冲液将菌体沉淀悬浮。

(6) 利用超声破碎仪破碎菌体的细胞壁进而释放重组酶，破碎时间设置为 5min，ON 3s，OFF 4s，破碎全程将菌液放在冰上进行。破碎完成后在 4℃下，每分钟 10 000 转，离心 20min，收集上清液，即为粗酶液。

4. SDS-PAGE 检测粗酶液中 AlaDH 的表达

(1) 配制分离胶：配制 12% 的分离胶，配方如表 13-5 所示。将所有成分轻轻混匀后加入制胶器的玻璃板 2/3 处，用水饱和正丁醇去除气泡液封，37℃静置 0.5～1h 至分离胶完全凝固，倒出正丁醇，用蒸馏水将残留的正丁醇洗涤干净，并用滤纸吸取多余的水分。

表 13-5 12% 分离胶的制备	
试　剂	体　积
蒸馏水	2.0ml
30% Acr-Bis（29∶1）	4.0ml
1mol/L Tris（pH 8.8）	3.8ml
10%SDS	0.1ml
10% 过硫酸铵（现用现配）	0.1ml
TEMED	0.004ml

（2）配制浓缩胶：配制 5% 的浓缩胶，按表 13-6 所示的配方混匀，加入玻璃板，插入梳子，37℃静置 0.5～1h 至浓缩胶完全凝固，将梳子缓慢拔下。

表 13-6　5% 浓缩胶的制备

试　剂	体　积
蒸馏水	4.1ml
30% Acr-Bis（29∶1）	1.0ml
1mol/L Tris（pH 6.8）	0.75ml
10%SDS	0.06ml
10% 过硫酸铵（现配现用）	0.06ml
TEMED	0.006ml

（3）样品制备：将粗酶液与 5× 蛋白上样缓冲液按照 3∶1 比例混合，沸水浴 10min，确保 AlaDH 变性失活，离心备用。

（4）电泳检测：将配制好的蛋白胶放入电泳槽中，缓慢倒入 1× 电泳缓冲液，没过点样孔。吸取 5μg 的蛋白样品加入点样孔中，并点入大小适宜的蛋白 marker。设置电泳条件为 140V，99mA，待样品移动到凝胶底部停止。将分离胶切下，加入适量考马斯亮蓝 R-250 染色液染色 1h，并用脱色液脱色，每隔 1h 更换一次脱色液，直至可看到清晰的条带。通过蛋白条带大小确定 AlaDH 是否成功在大肠杆菌内表达。

（五）问题分析与思考

1. 如何判断目的蛋白质被诱导表达成功？

2. 提取的蛋白样品在进行聚丙烯酰胺凝胶电泳之前为什么要进行变性处理？

六、利用分批培养检测重组大肠杆菌的 L- 丙氨酸合成水平

（一）目的要求

1. 了解细菌分批发酵的一般过程及主要参数的检测方法。

2. 掌握 OD_{600}、残糖及 L- 丙氨酸的检测方法。

（二）实验原理

L- 丙氨酸（L-alanine），化学式 $C_3H_7NO_2$，分子式为 CH_3CH_2COOH，分子

量为 89.09，密度为 1.432，熔点为 297℃，外观为无色至白色斜方结晶性粉末，溶于水、乙醇，不溶于乙醚和丙酮，无臭无毒，具有鲜味和甜味，其中甜味是蔗糖甜味的 1.2 倍。L- 丙氨酸作为一种非必需氨基酸，是人体血液中含量最高的氨基酸，也是最小的手性分子之一。L- 丙氨酸在食品、日化、医药、饲料等领域有广泛的应用。例如，L- 丙氨酸可作为增味剂添加到酱油中，具有提高鲜味的作用；L- 丙氨酸可用于合成绿色环保的温和氨基酸表面活性剂，与传统的化学表面活性剂相比，去污 / 乳化作用更强；L- 丙氨酸可用于治疗胰腺炎患者，也可合成 4- 羟基水杨醛丙氨酸合用于治疗腹水癌和喉癌。L- 丙氨酸加入畜禽饲料，能够提高饲料的营养价值，促进动物生长、预防疾病并增加动物的免疫力。与传统的化学合成方法相比，利用微生物以简单底物合成 L- 丙氨酸具有成本低廉、反应条件温和等优势，逐渐成了合成 L- 丙氨酸的重要方法。

　　发酵的目的是使微生物合成大量目的产物，而发酵周期视产物品种和发酵工艺而定。一般工业化生产 L- 丙氨酸采用的均是基于发酵罐的液体发酵。液体发酵的生产工艺分为种子制备、发酵与产物提取过程。种子制备的目的是在短时间内获得大量具有良好活力的微生物，可采用摇瓶培养后再接入种子罐进行逐级扩大培养。种子扩大培养级数的多少，决定于菌种的性质、生产规模的大小和生产工艺的特点。发酵接种量一般为 5%～10%，发酵期间每隔一段时间应取样进行参数测定与分析，一般分析的参数包括生物量、残糖量、产物及副产物产量、溶解氧、pH，也可通过镜检查看发酵菌种的形态与是否染菌等。提取的目的则是从发酵液中制取高纯度的产品，去除发酵液中的无机盐、残糖、脂肪、各种蛋白质等杂质。

　　由于本章实验只是构建了一个非常初步的 L- 丙氨酸合成菌株，并未对菌株进行细致的改造，因此重组大肠杆菌的产量处于一个较低的水平，不太适合进行发酵罐发酵。而且在进行发酵罐分批补料发酵之前，往往都需要在普通摇瓶中进行分批发酵实验，以确定菌株的合成水平。只有在摇瓶中具有理想产量的菌株，才会转移至小型发酵罐中进行尝试。在本节实验中，我们将对之前构建的大肠杆菌 MG1655（$\Delta dadX$）/pTrc99a-$alaD$ 进行摇瓶分批发酵，并检测 OD_{600}、残糖及 L- 丙氨酸的水平。其中，葡萄糖检测采用的是 SBA-40E 生物传感分析仪，该仪器以固定化葡萄糖氧化酶为关键元件，利用酶促反应来进行定量分析。样品经稀释到合适的浓度范围注入反应池内，由反应池搅拌系统混匀。混匀的底物样品透过酶膜圈外层与固定化酶层接触并反应，反应放出的 H_2O_2 再透过酶膜圈的内层与白金－银电极接触并产生电流信号，该电流信号与底物浓度成线性比例关系，从而得出葡萄糖浓度，该方法相比其他葡萄糖检测方法更加简便快捷。

L－丙氨酸的检测通过高效液相色谱仪进行。高效液相色谱（high-performance liquid chromatography，HPLC）是一种分离和分析化学物质的常用技术。高效液相色谱通过将待分析物样品溶解在适当的溶剂中，然后经过色谱柱进行分离。色谱柱内填充有一种固定相，例如吸附剂、离子交换剂或凝胶等。样品溶液经过柱内固定相时，不同组分之间会因为在固定相上的相互作用力的差异而以不同的速度进行分离。通过调节流动相的性质，如溶剂的组成、流速和 pH 等，可以进一步改变分离效果。高效液相色谱广泛应用于药物分析、环境监测、食品安全、生物医学研究等领域。它可以用于分离和定量分析复杂样品中的各种化合物，如有机化合物、药物、蛋白质、核酸等。同时，高效液相色谱还可以与其他检测技术，如质谱、紫外－可见吸收光谱、荧光检测等进行联用，以进一步提高分析的灵敏度和特异度。

（三）仪器与材料

1. 实验器材

恒温振荡培养箱、紫外分光光度计、高效液相色谱、SBA-40E 生物传感分析仪。

2. 材料与试剂

LB 液体培养基、LB 固体培养基、葡萄糖、蒸馏水、C18 色谱柱、甲醇、磷酸氢二钠、细菌滤器。

发酵培养基：在 M9 培养基的基础上添加 2g/L 的酵母粉（表 13-7）。

表 13-7　发酵培养基的配方

培养基成分	浓度（g/L）
葡萄糖	20
$Na_2HPO_4 \cdot 12H_2O$	15.1
KH_2PO_4	3.0
NH_4Cl	1.0
NaCl	0.5
$(NH_4)_2SO_4$	13.2
酵母粉	2

接种前补加 0.1%（体积比）1mol/L MgSO₄ 和 0.1%（体积比）的微量元素母液，微量元素母液的成分如下表 13-8 所示。

微量元素成分	浓度（g/L）
$FeCl_3 \cdot 6H_2O$	2.4
$CoCl_2 \cdot 6H_2O$	0.3
$CuCl_2 \cdot 2H_2O$	0.15
$ZnCl_2$	0.3
$Na_2MO_4 \cdot 2H_2O$	0.3
H_3BO_3	0.075
$MnCl_2 \cdot 4H_2O$	0.495

表 13-8 微量元素母液的成分

115℃灭菌 30min。

（四）分析步骤

(1) 摇瓶种子培养：在无菌条件下，从平板上挑取 MG1655（$\Delta dadX$）/pTrc99a-*alaD* 单菌落接种于 LB 液体培养基（含有氨苄西林）中，37℃条件下过夜培养。取过夜后的菌液按照 1% 的接种量接种至新的 LB 培养基中，添加氨苄西林，于 37℃、每分钟 200 转条件下过夜培养，得到种子液。

(2) 摇瓶发酵培养：首先对发酵培养基中补加相应的成分，并用氨水调节 pH 7.0 左右。按照 5% 的接种量将种子液接种到发酵培养基，添加氨苄西林，于 37℃、每分钟 200 转培养。每隔 6h 取样。

(3) 菌体生长情况测定：取 1ml 的发酵液以每分钟 12 000 转，离心 1min 后去上清，吸取 1ml 的 PBS 缓冲液吹吸混匀菌体，稀释一定的倍数，利用分光光度计测定在 600nm 处的吸光度，使其吸光度为 0～1.0。

(4) 葡萄糖浓度的测定：取 1ml 的发酵液以每分钟 15 000 转，离心 3min，取上清，并用蒸馏水将上清中的葡萄糖浓度稀释至 0～1g/L，利用 SBA-40E 生物传感分析仪测定葡萄糖浓度。

(5) L-丙氨酸浓度测定：取 1ml 的发酵液以每分钟 15 000 转，离心 3min，取上清，利用孔径为 0.22μm 的细菌滤器过滤并进入高效液相色谱仪进行分析，检测器为 UV（215nm）检测器，色谱柱为 C18（300mm×7.8mm），流动相为甲醇 – 磷酸氢二钠混合液，体积比为 V（甲醇）：V（pH 为 6.5 的 0.05mol/L 磷酸氢二钠）=1：9，柱温 30℃，流速为 0.8ml/min，进样量为 10μl。

（五）问题分析与思考

1. 利用分光光度计测定大肠杆菌在 600nm 处的吸光度，为什么需要使其吸光度为 0~1.0？

2. 如何确定 L– 丙氨酸在高效液相色谱中的出峰时间，如何计算其含量？

3. 在摇瓶分批培养过程中，为什么培养液的 pH 会发生变化？

（古鹏飞）

参考文献

[1] Datsenko K A , Wanner B L .One-step inactivation of chromosomal genes in Escherichia coli K-12 using PCR products[J]. Proc Natl Acad Sci USA, 2000, 97(12):6640-6645.

[2] Pengfei Gu , Qianqianma , Shuo Zha, et al. Alanine dehydrogenases from four differentmicroorganisms: characterization and their application in L-alanine production[J]. Biotechnol Biofuels Bioprod, 2023; 16(1):123.

第 14 章　淀粉酶的提取与酶学性质分析

一、实验简介

　　酶（enzyme）是由活细胞产生的、对其底物具有高度特异性和高度催化效能的蛋白质或 RNA，是一类重要的生物催化剂。酶能够促使生物体内的化学反应在极为温和的条件下高效和特异地进行。按其分子组成的不同，可分为单纯酶和结合酶。仅含有蛋白质的称为单纯酶；结合酶则由酶蛋白和辅助因子组成。

　　α– 淀粉酶（α-1,4–D– 葡萄糖 – 葡萄糖苷水解酶）普遍分布在动物、植物和微生物中，是一种重要的淀粉水解酶。其作用于淀粉时从淀粉分子的内部随机切开 α-1,4– 糖苷键，生成糊精和还原糖。由于产物的末端残基碳原子构型为 α 构型，故称为 α– 淀粉酶。α– 淀粉酶催化底物淀粉水解时，引起底物溶液黏度的急剧下降和碘反应的消失，分解直链淀粉时，产物以麦芽糖为主，此外还有麦芽三糖及少量葡萄糖。分解支链淀粉时，除麦芽糖、葡萄糖外，还生成分支部分具有 α-1,6– 键的 α– 极限糊精（图 14–1）。

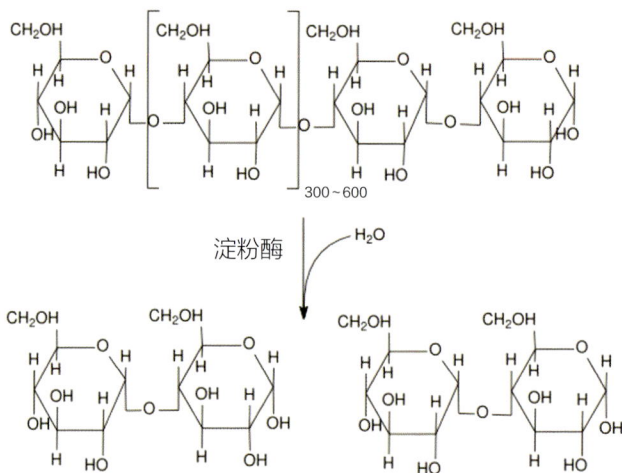

▲ 图 14–1　淀粉酶的作用

唾液由三对大唾液腺（下颌腺、腮腺和舌下腺）分泌的液体和口腔壁上许多小黏液腺分泌的黏液。人的唾液中 99% 是水，有机物主要是唾液淀粉酶、黏多糖、黏蛋白及溶菌酶等，无机物有钠、钾、钙、氯和硫氰离子等。唾液中的淀粉酶为 α- 淀粉酶的一种，可以催化淀粉水解为麦芽糖。唾液淀粉酶发挥作用的最适 pH 在中性范围内，唾液中的氯和硫氰酸盐对该酶有激活作用。食物进入胃后，唾液淀粉酶还可继续使用一段时间，直至胃内容物变为 pH 为 4.3～4.8 的酸性反应为止。

在本实验中，通过唾液淀粉酶的相关实验，了解酶的专一性的定义；掌握唾液淀粉酶的酶活力测定方法；测定 pH、温度、激活剂和抑制药对唾液淀粉酶的酶活力的影响；测定唾液淀粉酶的 K_m 和 V_{max}；了解唾液淀粉酶的分离纯化方法；了解从谷物种子中筛选 α- 淀粉酶抑制药的方法及抑制药类型的判断方式（图 14-2）。

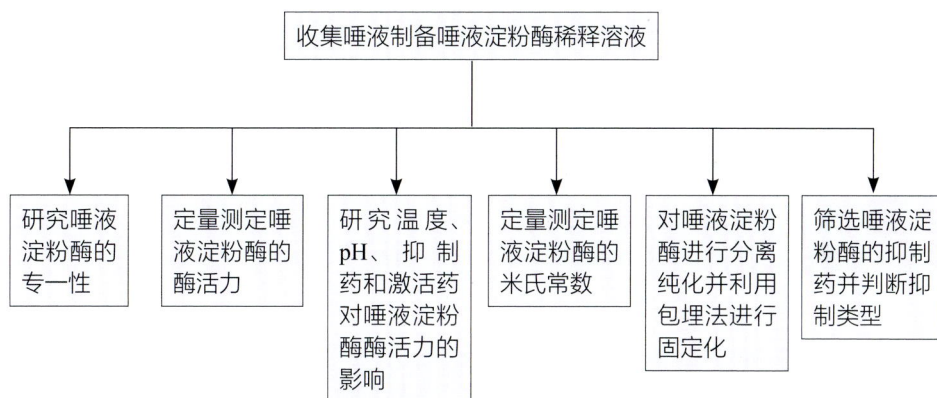

▲ 图 14-2 实验流程图

二、淀粉酶的特异性研究

（一）目的要求

1. 了解淀粉酶催化的特点。

2. 掌握酶特异性的测定原理和方法。

（二）实验原理

淀粉酶只能催化淀粉的水解，不能催化其他多糖、寡糖（如蔗糖）的水解。纤维素酶只能催化纤维素的水解，不催化淀粉的水解。蔗糖水解酶只催化蔗糖的水解，不能催化其他糖的水解。本实验以唾液淀粉酶、纤维素酶和蔗糖水解酶催化不同底物的水解作用，观察酶的特异性。淀粉、纤维素和蔗糖是非还原糖，没有还原性，经酶作用后水解出的还原糖，能将班氏试剂中的 Cu^{2+} 还原成 Cu^+，形成砖红色的 Cu_2O 沉淀。

（三）仪器与材料

1. 实验器材

试管、移液枪、量筒、漏斗、恒温水浴锅。

2. 材料与试剂

(1) 1% 淀粉溶液（含 0.3% 氯化钠）：称取淀粉 1.0g，加少量蒸馏水调成糊状，加煮沸的 0.3% 氯化钠溶液到总体积为 100ml，使用当日新鲜配制。

(2) 0.1mol/L 磷酸盐缓冲液（pH 7.0）：十二水合磷酸氢二钠：11.098g、二水合磷酸二氢钠：2.964g，用蒸馏水定容至 500ml。

(3) 1% 蔗糖溶液：1g 蔗糖溶于 100ml 蒸馏水。

(4) 1% 羧甲基纤维素钠溶液：1g 羧甲基纤维素钠，溶于 100ml 蒸馏水。

(5) 班氏试剂：取无水 $CuSO_4$ 1.47g，溶于 150ml 热水中；取枸橼酸钠 173g、无水 Na_2CO_3 100g，用蒸馏水定容至 850ml，加热使之完全溶解，与 $CuSO_4$ 溶液合并，得到 1L 班氏试剂。

(6) 1% 纤维素酶溶液：称取市售纤维素酶 1g，溶于 100ml 0.1mol/L 磷酸盐缓冲液（pH 7.0）中，4℃保存备用，一周内用完。

（四）操作步骤

1. 唾液淀粉酶的制备：漱口后收集唾液，用漏斗加少量脱脂棉过滤，滤液用 0.1mol/L 磷酸盐缓冲液（pH 7.0）稀释 100 倍，作为唾液淀粉酶备用。

2. 酵母蔗糖酶的制备

(1) 缓冲液抽提：称取 10g 干酵母粉，加 3g 石英砂，于研钵中研磨 1～2min；再加 30ml 0.02mol/L pH 7.3 的 Tris-HCl 缓冲液（以 6ml 1 份分次加），边加边研磨至成浆状，将匀浆转移到 50ml 离心管中，于每分钟 8000 转，离心 20min，形成三层；用滴管插入取水层（中层），置于 50ml 离心管中，于每分钟 10 000 转，离心 10min，取上清。

(2) 加热纯化：将上清液置于 50℃水浴中保温 30min，随时摇动；然后于冰水浴中冷却，以每分钟 10 000 转，离心 10min，取上清液。

(3) 醇分级分离：于上清液中加入等体积 -20℃预冷的 95% 乙醇，冰上进行，慢慢滴加，边滴边摇（控制在 6～8min 加完）。充分混匀后，于冰水浴中放置 20min；以每分钟 10 000 转，离心 10min，取沉淀，用 5ml 0.1mol/L 磷酸盐缓冲液（pH 7.0）溶解沉淀，即为酵母蔗糖酶粗品。

3. 取 12 支试管，按下表 14-1 操作。

表 14-1　酶的特异性												
	试管号											
	1	2	3	4	5	6	7	8	9	10	11	12
1% 淀粉（ml）	0.1	—	—	0.1	0.1	0.1	—	—	—	—	—	—
1% 蔗糖（ml）	—	0.1	—	—	—	—	0.1	0.1	0.1	—	—	—
1% 羧甲基纤维素钠（ml）	—	—	0.1	—	—	—	—	—	—	0.1	0.1	0.1
唾液淀粉酶（ml）	—	—	—	0.1	—	—	0.1	—	—	0.1	—	—
蔗糖酶（ml）	—	—	—	—	0.1	—	—	0.1	—	—	0.1	—
纤维素酶（ml）	—	—	—	—	—	0.1	—	—	0.1	—	—	0.1

4. 将各管置于 37℃水浴中保温 15min，然后在各管中加入 2 滴班氏试剂，置于沸水浴中煮沸 3min，观察每个试管的实验结果。拍照并解释实验现象出现的原因。

（五）注意事项

1. 各管在水浴前必须混匀。

2. 随着水解液中还原糖量的不同，与班氏试剂加热后可呈现砖红色、土黄色、黄绿色、绿色等不同的颜色。

（六）问题分析与思考

除了班氏试剂法，还能用什么方法检测淀粉、纤维素和蔗糖的水解？

三、淀粉酶的酶活力测定

（一）目的要求

1. 掌握定量测定唾液淀粉酶活力的方法。

2. 学习比色法测定还原糖的操作方法及分光光度计和酶标仪的使用。

（二）实验原理

唾液淀粉酶能催化淀粉的水解，生成分子较小的糊精、麦芽糖和葡萄糖。淀粉是非还原糖，但淀粉水解产物随分子量减小逐渐具有还原性。在碱性条件下，二硝基水杨酸（DNS）与还原糖发生氧化还原反应，生成 3-氨基-5-硝基水杨酸（图 14-3），该产物在煮沸条件下显棕红色，这一棕红色产物在 540nm 处有最大吸收值，且在一定浓度范围内颜色深浅与还原糖含量成比例关系。因此可以用比色法测定淀粉水解产生的还原糖含量。利用葡萄糖绘制还原糖含量的标准曲线，利用标准曲线便可求出样品中还原糖的含量。由于多糖水解为单糖时，每断裂一个糖苷键需加入一分子水，所以在计算多糖含量时应乘以系数 0.9。

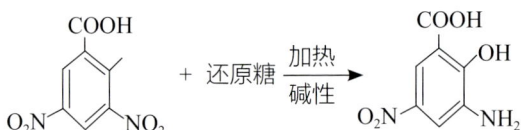

▲ 图 14-3　还原糖与 3,5-二硝基水杨酸的反应原理

考马斯亮蓝 G-250（Coomassie brilliant blue G-250）测定蛋白质含量在 1976 年由 Bradford 建立，属于染料结合法的一种。考马斯亮蓝 G-250 在游离状态下呈棕红色，最大光吸收在 488nm；当它与蛋白质结合后变为蓝色，蛋白质-色素结合物在 595nm 波长下有最大光吸收。其光吸收值与蛋白质含量在一定范围内成正比，因此可用于蛋白质的定量测定。蛋白质与考马斯亮蓝 G-250 结合在 2min 左右的时间内达到平衡，完成反应十分迅速；其结合物在室温下 1h 内保持稳定。该方法试剂配制简单，操作简便快捷，反应非常灵敏，灵敏度比 Lowry 法高 4 倍，可测定微克级蛋白质含量，测定蛋白质浓度范围为 0～1000μg/ml，最小可测 2.5μg/ml 蛋白质，是一种常用的微量蛋白质快速测定方法。

（三）仪器与材料

1. 实验器材

分光光度计或酶标仪、试管、移液器、恒温水浴锅。

2. 材料与试剂

(1) 1mg/ml 葡萄糖标准液：准确称取 95℃烘至恒重的分析纯葡萄糖 100mg，置于小烧杯中，加少量蒸馏水溶解后，转移到 100ml 容量瓶中，用蒸馏水定容至 100ml，混匀，4℃冰箱中保存备用。

(2) 3,5-二硝基水杨酸（DNS）试剂：将 6.3g DNS 和 262ml 2mol/L NaOH 溶液，加到 500ml 含有 185g 酒石酸钾钠的热水溶液中，再加 5g 结晶酚和 5g 亚硫酸钠，搅拌溶解，冷却后加蒸馏水定容至 1000ml，贮于棕色瓶中备用。

(3) 唾液淀粉酶溶液：漱口后收集唾液，用漏斗加少量脱脂棉过滤，滤液用 0.1mol/L 磷酸盐缓冲液（pH7.0）稀释 100 倍，即为唾液淀粉酶稀释溶液。

(4) 0.1mol/L 磷酸盐缓冲液（pH7.0）：十二水合磷酸氢二钠：11.098g、二水合磷酸二氢钠：2.964g，用蒸馏水定容至 500ml。

(5) 1% 淀粉溶液(含 0.3% 氯化钠)：称取淀粉 1.0g，加少量蒸馏水调成糊状，加煮沸的 0.3% NaCl 溶液到总体积为 100ml，使用当日新鲜配制。

(6) 考马斯亮蓝 G-250 定量液：称取考马斯亮蓝 G-250 100.0mg，加 95% 乙醇 50ml，充分溶解后加入 85% 磷酸 100ml，加蒸馏水定容至 1L，用滤纸过滤后保存于棕色瓶中。

(7) 蛋白质标准溶液：准确称取经微量凯氏定氮法校正的结晶牛血清蛋白，用 0.1mol/L 磷酸盐缓冲液（pH7.0）配制成 10mg/ml 的标准溶液。

（四）操作步骤

1.葡萄糖标准曲线的制作

取 7 支试管编号，按下表分别加入浓度为 1mg/ml 的葡萄糖标准液、0.1mol/L 磷酸盐缓冲液（pH 7.0）和 DNS 试剂（表 14-2）。

管　号	1mg/ml 葡萄糖标准液（ml）	0.1mol/L 磷酸盐缓冲液（pH7.0）（ml）	DNS（ml）	葡萄糖含量（mg）
		表 14-2　葡萄糖标准曲线制作		
0	0	2	1.5	0
1	0.2	1.8	1.5	0.2
2	0.4	1.6	1.5	0.4
3	0.6	1.4	1.5	0.6
4	0.8	1.2	1.5	0.8
5	1.0	1.0	1.5	1.0
6	1.2	0.8	1.5	1.2

将各管摇匀，在沸水浴中加热 5min，取出，冷却至室温，以 0 号管为对照，测定 1~6 号管在 540nm 处的吸光度。以葡萄糖含量（mg）为横坐标，A540 为纵坐标，绘制标准曲线，得出还原糖含量测定的标准公式。

2. 唾液淀粉酶的酶活力测定

取三支试管，标记为 7~9。分别加入 0.2ml 1% 淀粉溶液（含 0.3% 氯化钠）、1.7ml 0.1mol/L 磷酸盐缓冲液（pH7.0）、0.1ml 唾液淀粉酶溶液，混匀后，在 37℃恒温水浴锅中保温 15min。然后往各试管中加入 1.5ml DNS 试剂，混匀，在沸水浴中加热 5min，取出，冷却至室温，以 0 号管为对照，测定 7~9 号管在 540nm 处的吸光度。

3. 唾液淀粉酶的酶活力计算

按照上述标准曲线，查找 7~9 号管反应产生的还原糖的量。每分钟将 1% 的可溶性淀粉水解生成 1μmol 的葡萄糖所需的酶量为 1 个活力单位（U/ml）。按照以下公式计算唾液淀粉酶稀释溶液的酶活力。

$$酶活（U）= \frac{N \times X}{T}$$

X：酶 – 底物反应产生的还原糖质量 /μmol。

N：酶液稀释倍数。

T：反应时间 /min。

4. 唾液淀粉酶稀释液的比活力测定

(1) 蛋白质含量标准曲线制作：在 96 孔板中，按下表 14-3 操作。

表 14-3　蛋白质含量标准曲线制作			
管　号	10mg/ml BSA 标准液（μl）	0.1mol/L 磷酸盐缓冲液（μl）	考马斯亮蓝定量液（μl）
0	0	10	200
1	0.25	9.75	200
2	0.5	9.5	200
3	1	9	200
4	2	8	200
5	4	6	200
6	8	2	200
7	10	0	200

充分混匀后，静止 5min，以 0 号管为对照，于 595nm 波长处测定吸光度。以 A595 为纵坐标，标准蛋白质含量为横坐标，绘制蛋白质含量标准曲线。

(2) 唾液淀粉酶稀释液的蛋白质含量测定：取 3 支试管，分别加入唾液淀粉酶稀释溶液 10μl、考马斯亮蓝定量液 200μl，混匀后，转入 96 孔板中，以上述 0 号管为对照，测定 3 个平行样品的 A595。根据所测定的 A595 值，在标准曲线上查出其相当于标准蛋白质的含量，取 3 个平行样品中蛋白质含量的平均值。

(3) 唾液淀粉酶稀释液的比活力（U/mg）测定：以唾液淀粉酶稀释液的酶活力/唾液淀粉酶稀释液的蛋白浓度，可以计算出唾液淀粉酶稀释液的比活力。

（五）注意事项

1. 测定 A540 和 A595 时，要注意混匀后再测定。

2. 考马斯亮蓝 G-250 法测定蛋白质浓度时，比色应在显色 2～60min 完成。

（六）问题分析与思考

唾液淀粉酶的酶活力与什么因素有关？

四、淀粉酶的酶促反应动力学研究

（一）目的要求

1. 了解 pH、温度、激活剂和抑制药对唾液淀粉酶酶活力的影响。

2. 学习测定唾液淀粉酶的最适 pH 和最适温度。

（二）实验原理

酶促反应动力学研究酶促反应的速率及各种因素，如底物浓度、酶浓度、pH、温度、激活剂、抑制药对酶促反应速率的影响。对酶促反应动力学的研究有助于了解酶与底物的结合机制和作用方式，它是研究酶的结构与功能关系的一个重要方面。

酶常常在某 pH 范围内才表现出最大活力，表现出酶最大活力时的 pH，就是酶的最适 pH。在最适 pH 范围内，酶促反应速率最大，否则酶促反应速率降低。不同酶的最适 pH 不同，唾液淀粉酶的最适 pH 约为 6.8。

一种酶在一定条件下，只能在某一温度时才表现出最大活力，这个温度就是这种酶反应的最适温度。各种酶都有它的最适温度。最适温度的出现，是由于温度对酶的反应有双重影响。一方面，同一般化学反应一样，随着温度升高，酶催化的反应速率也加快；另一方面，由于酶是蛋白质，随着温度升高，酶蛋白的变性会加速，使酶的活力丧失。低温能降低或抑制酶的活力，但不能使酶失活。大多数动物酶的最适温度为 37～40℃，植物酶的最适温度为 50～60℃。酶的活力常受某些物质的影响，有些物质能增加酶的活力，称为酶的激活剂；有些物质则会降低酶的活力，称为酶的抑制药。例如，Cl^- 为唾液淀粉酶的激活剂，Cu^{2+} 则为该酶的抑制药。

唾液淀粉酶可催化淀粉水解。淀粉遇碘呈蓝色。淀粉水解产物糊精按其分子大小，遇碘可呈蓝色、紫色、暗褐色或红色。最简单的糊精和麦芽糖遇碘不变色。在不同条件下，淀粉被唾液淀粉酶催化水解的程度可由水解混合物遇碘呈现的颜色来判断。

本实验以唾液淀粉酶为例，研究 pH、温度、激活剂、抑制药对酶活力的影响，以 NaCl 和 $CuSO_4$ 对唾液淀粉酶活力的影响，观察酶的激活和抑制，并用 Na_2SO_4 作为对照。

（三）仪器与材料

1. 实验器材

恒温水浴锅、试管、试管架、锥形瓶、容量瓶、移液管、移液枪、量筒、计时器、白瓷板、pH 计。

2. 材料与试剂

(1) 0.5% 淀粉溶液（含 0.5% 氯化钠）：0.5g 可溶性淀粉和 0.5g 氯化钠，溶于 100ml 蒸馏水，加热使之完全溶解。

(2) 0.2mol/L Na_2HPO_4 溶液：称取 $Na_2HPO_4 \cdot 12H_2O$ 71.7g，用蒸馏水定容到 1L。

(3) 0.1mol/L 柠檬酸溶液：称取无水柠檬酸 19.1g，用蒸馏水定容到 1L。

(4) $KI-I_2$ 溶液：称取 20.0g KI、10.0g I_2，溶于 1L 蒸馏水中，保存在棕色瓶中。

(5) 0.5% 淀粉溶液：0.5g 可溶性淀粉溶于 100ml 蒸馏水，加热使之完全溶解。

(6) 1%NaCl 溶液。

(7) 1%$CuSO_4$ 溶液。

(8) 1%Na_2SO_4 溶液。

(9) 唾液淀粉酶稀释溶液：漱口后收集唾液，用漏斗加少量脱脂棉过滤，滤液用蒸馏水稀释 100 倍，即为唾液淀粉酶稀释溶液。

（四）实验步骤

1. pH 对唾液淀粉酶酶活力的影响

(1) 取 50ml 的锥形瓶 7 个，按表 14-4 的比例，配制不同 pH 的 $Na_2HPO_4^-$ 柠

锥形瓶号	0.2mol/L Na$_2$HPO$_4$ 溶液(ml)	0.1mol/L 柠檬酸溶液（ml）	缓冲液 pH
		表 14–4　不同 pH 缓冲液的制备	
1	4.11	15.89	3.0
2	7.71	12.29	4.0
3	10.30	9.70	5.0
4	12.63	7.37	6.0
5	15.45	4.55	6.8
6	18.17	1.83	7.6
7	19.45	0.55	8.0

檬酸缓冲液。

(2) 取 7 支试管，记为 1～7 号管，向 1～7 号试管中分别加入上述不同 pH 的缓冲液 3ml，然后向每个试管中加入含 0.5% 氯化钠的 0.5% 可溶性淀粉溶液 2ml，以及唾液淀粉酶稀释溶液 1ml。摇匀后，将 1～7 号试管置于 37℃ 恒温水浴锅中，保温 10min。然后将各试管取出，依次加入 2 滴 KI-I$_2$ 溶液，充分摇匀，观察各试管中呈现的颜色，拍照记录实验结果。根据 KI-I$_2$ 溶液的颜色判断淀粉的水解程度，确定唾液淀粉酶的最适 pH。

2. 温度对唾液淀粉酶酶活力的影响

取 7 支试管，每个管中加入 pH6.8 的 Na$_2$HPO$_4^-$ 柠檬酸缓冲液 2ml、含 0.5% 氯化钠的 0.5% 可溶性淀粉溶液 2ml、唾液淀粉酶稀释溶液 1ml。混匀后，将各试管分别置于 10℃、20℃、30℃、37℃、45℃、50℃、60℃ 恒温水浴锅中，保温 10min。保温结束后，将各管取出，依次加入 2 滴 KI-I$_2$ 溶液，充分摇匀，观察各试管中呈现的颜色，拍照记录实验结果。根据 KI-I$_2$ 溶液的颜色判断淀粉的水解程度，确定唾液淀粉酶的最适反应温度。

3. 激活剂和抑制药对唾液淀粉酶酶活力的影响

取 4 支试管，编号 1～4 号，按下表 14–5 加入相应试剂。

加完后，摇匀，置于 37℃ 恒温水浴锅中保温，每隔 2min，取液体 1 滴，置于白瓷板上，加入 1 滴 KI-I$_2$ 溶液进行检验，观察哪支试管内的液体最先不呈现蓝色，哪支试管次之，哪支试管最后，并说明原因。

表 14–5　激活剂和抑制药对唾液淀粉酶酶活力的影响

试管号	0.5%可溶性淀粉（ml）	1%NaCl溶液（ml）	1%CuSO₄溶液（ml）	1%Na₂SO₄溶液（ml）	蒸馏水（ml）	唾液淀粉酶稀释液（ml）
1	1.0	2.0	—	—	—	1.0
2	1.0	—	2.0	—	—	1.0
3	1.0	—	—	2.0	—	1.0
4	1.0	—	—	—	2.0	1.0

（五）注意事项

1. 测定最适 pH 和最适温度时，应注意掌握水解程度。

2. 淀粉溶液应新鲜配制。

（六）问题分析与思考

在激活剂和抑制药对唾液淀粉酶酶活力影响的实验中，Na_2SO_4 的作用是什么？

五、淀粉酶的米氏常数测定

（一）目的要求

1. 了解底物浓度与酶反应速度之间的关系，学习和掌握米氏常数（K_m）及最大反应速度（V_{max}）的测定原理和方法。

2. 测出淀粉酶在以对淀粉为底物时的 K_m 和 V_{max} 值。

（二）实验原理

米氏方程为：$v = \dfrac{V_{max}[S]}{K_m + [S]}$

其中 [S] 为底物浓度；v 为反应初速度；V_{max} 为最大反应速度；K_m 为米氏常数。

米氏常数 K_m 是酶的一个基本特征常数，它包含着酶与底物结合和解离的性质。特别是同一种酶能够作用于几种不同底物时，米氏常数 K_m 往往可以反映出酶与各种底物的亲和力的强弱。K_m 值为当酶促反应速率为最大反应速率一半时的底物浓度。K_m 值是酶促反应的特征性常数，只与酶的性质、酶所催化的底物和酶促反应条件（如温度、pH、有无抑制药等）有关，与酶的浓度无关。

测定 K_m 和 V_{max}，最常用的方法是 Lineweaver-Burk 双倒数作图法。这个方法是将米氏方程转化为倒数形式。

$$\frac{1}{v} = \frac{K_m}{V_{max}} \cdot \frac{1}{[S]} + \frac{1}{V_{max}}$$

以 $1/v$ 对 $1/[S]$ 作图，可得一条直线，所得直线的截距是 $1/V_{max}$，斜率为 K_m/V_{max}。通过 Lineweaver-Burk 作图法作图后可求出 K_m 值（图 14-4）。

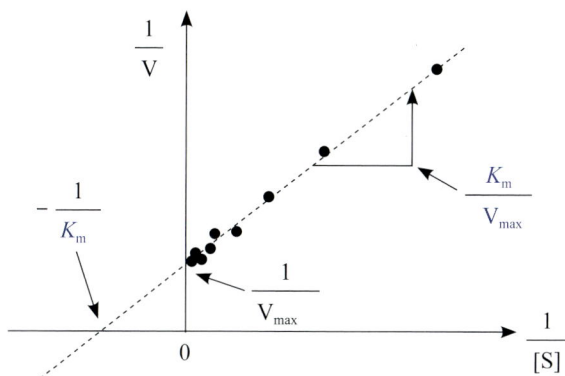

▲ 图 14-4 **Lineweaver-Burk 作图法**

（三）仪器与材料

1. 实验仪器

比色管、试管、刻度吸管、移液管、秒表、吸耳球、电热恒温水浴锅、721 型分光光度计。

2. 材料与试剂

(1) 原碘液：称取碘 11g，碘化钾 22g，先用少量蒸馏水使之完全溶解，定容至 500ml，储于棕色瓶内。

(2) 稀碘液：取原碘液 2ml，加碘化钾 20g，用蒸馏水定容至 500ml，储于棕色瓶内。

(3) 4% 可溶性淀粉：精确称取可溶性淀粉 4.000g（精确至 0.001g），用少量蒸馏水调匀。边搅拌边加入沸水 70ml，加热煮沸至透明，冷却后定容至 100ml，此溶液现配现用。

(4) 20mmol/L pH 6.0 Na_2HPO_4– 柠檬酸缓冲液：称取磷酸氢二钠（Na_2HPO_4·

193

12H$_2$O）45.23g 和柠檬酸 8.07g，用蒸馏水溶解，定容至 1000ml，用酸度计或 pH 试纸校正 pH。

(5) 0.1mol/L HCl：取 36% 盐酸（即饱和浓盐酸）0.43ml 加入已加有少量蒸馏水的 50ml 容量瓶中，加水稀释至刻度，摇匀即可。

(6) 唾液淀粉酶稀释溶液：漱口后收集唾液，用漏斗加少量脱脂棉过滤，滤液用 0.1mol/L 磷酸盐缓冲液（pH 7.0）稀释 100 倍，即为唾液淀粉酶稀释溶液。

（四）操作步骤

1. 可溶性淀粉底物稀释：用 20mmol/L pH 6.0 Na$_2$HPO$_4$– 柠檬酸缓冲液将 4% 可溶性淀粉稀释至不同浓度备用（0.2%、0.6%、1.0%、1.4%、1.8%、2.0%）。

2. 酶促反应：取 7 支试管，记为 1～7 号管，在试管中分别加入不同浓度的可溶性淀粉（0%、0.2%、0.6%、1.0%、1.4%、1.8%、2.0%）5ml，在 37℃水浴中平衡 5min，然后向每管中加入 1ml 稀释好的唾液淀粉酶稀释酶液，立即计时，充分摇匀，准确反应 5min，立即取出 1ml 反应液置入 5ml 的 0.1mol/L HCl 中终止反应，然后立即取出 1ml 溶液置于 5ml 稀碘液显色，摇匀，以 0 号管作为对照，于 660nm 处测定吸光度。

3. 从淀粉标准曲线上查出 A660 相当于底物淀粉的含量（g/ml），计算出各种底物浓度下的初速度 v[单位以 g/（ml·min）表示]，以 $1/v$ 为纵坐标，1/[S] 为横坐标作图，求出淀粉酶催化淀粉水解的米氏常数 K_m 和最大反应速度 V_{max}。

（五）注意事项

1. 测定米氏常数时需要测定反应的初速度。

2. 由于反应时间较短，应严格控制每个试管的反应时间，使其保持一致。

（六）问题分析与思考

1. 为什么 K_m 能用于判断酶和底物之间的亲和力？ K_m 还有哪些试剂应用？

2. 所有的酶促反应都符合米氏方程吗？为什么？

六、唾液淀粉酶的提取纯化与固定化

（一）目的要求

1. 掌握酶的分离纯化的原理与方法。

2. 掌握酶的固定化的常用方法及原理。

（二）实验原理

酶分离纯化方法是通过将酶分离提纯以获得高度纯净的酶制剂的方法，包括抽提、纯化和制剂三个环节。酶的本性是蛋白质，凡可用于蛋白质分离纯化的方法都同样适用于酶，但酶易失活，故分离纯化需在低温（4℃）、温和 pH 等条件下进行。由蛋白质组成的酶容易在溶液表面或界面处形成薄膜而变性，因此操作中应尽量减少泡沫形成。

盐析是指在蛋白质水溶液中加入中性盐，随着盐浓度增大而使蛋白质沉淀出来的现象。中性盐是强电解质，溶解度又大，在蛋白质溶液中，一方面与蛋白质争夺水分子，破坏蛋白质胶体颗粒表面的水膜；另一方面又大量中和蛋白质颗粒上的电荷，从而使水中蛋白质颗粒积聚而沉淀析出。常用的中性盐有硫酸铵、氯化钠、硫酸钠等，但以硫酸铵为最多。得到的蛋白质一般不失活，一定条件下又可重新溶解，因此硫酸铵沉淀在酶的分离纯化中的应用十分广泛。

分子筛层析又称为凝胶过滤层析或体积排阻层析。分子筛层析是利用有一定孔径范围的多孔凝胶作为固定相。对混合物中各组分按分子大小进行分离的层析技术。具有分子筛作用的物质很多，如浮石、琼脂、琼脂糖、聚乙烯醇、聚丙烯酰胺、葡聚糖凝胶等。以葡聚糖凝胶应用最广，商品名是 Sephadex，根据其适合分离的分子大小，商品型号从 G10 到 G200，其中，Sephadex G-100 分离范围为 4000～150 000 Da，适用于蛋白分离纯化、分子量测定、平衡常数测定。

固定化酶与游离酶相比，具有热稳定性高、保存稳定性好、对变性剂耐受性强等优点，可重复或连续使用，且易于与产品分离，在食品、医药、化工等领域中应用广泛。依据酶的性质和用途，酶的固定化方法主要可以分为吸附法、交联法、包埋法和共价结合法。酶的固定化可以使用多种载体，其中海藻酸钠是一种从海藻中提取的亲水性胶态多聚糖，它是由 β-（1,4）-D-甘露糖醛酸和 α-（1,4）-L-古洛糖醛酸组成的线性高分子化合物，其分子含有自由的羧基和羟基，可溶于不同温度的水中，生物相容性好，稳定、无毒、成膜性或成球性好，是常用的固定化酶的载体。向海藻酸钠水溶液中加入多价金属离子能够交联成网状凝胶。因此，将酶与海藻酸钠溶液混匀，用针头或喷头喷入钙盐溶液中，基于钙通道的架桥作用使海藻酸钠形成空间网格状结构，酶得以固定在其中，制成珠状凝胶。此法简单、温和、不易造成酶的失活，在酶的固定化中应用广泛。

在本实验中，将采用盐析和分子筛层析从唾液中分离唾液淀粉酶，并利用海藻酸钠包埋的方法对唾液淀粉酶进行固定化。

（三）仪器与材料

1. 实验器材

试管、移液枪、量筒、恒流泵、低温高速离心机、恒温水浴锅、白瓷板、一次性注射器（1ml）。

2. 材料与试剂

(1) 1% 淀粉溶液（含 0.3% 氯化钠）：称取淀粉 1.0g，加少量蒸馏水调成糊状，加煮沸的 0.3% NaCl 溶液到总体积为 100ml，使用当日新鲜配制。

(2) 0.1mol/L 磷酸盐缓冲液（pH7.0）：十二水合磷酸氢二钠：11.098g、二水合磷酸二氢钠：2.964g，用蒸馏水定容至 500ml。

(3) 原碘液：称取碘 11g，碘化钾 22g，先用少量蒸馏水使之完全溶解，定容至 500ml，储于棕色瓶内。

(4) 稀碘液：取原碘液 2ml，加碘化钾 20g，用蒸馏水定容至 500ml，储于棕色瓶内。

(5) 2.5% 海藻酸钠：称取 2.5g 海藻酸钠，用蒸馏水定容至 100ml，搅拌使之完全溶解。

(6) 4% 氯化钙溶液：称取 4g 氯化钙，用蒸馏水定容至 100ml，搅拌使之完全溶解。

（四）操作步骤

1. 取保存于 -20℃的人唾液 100ml，每分钟 10 000 转、4℃离心 10min。离心结束后，收集上清液，置于冰浴上，加入固体（NH_4）$_2SO_4$ 至 45% 饱和度，4℃放置 4h，每分钟 5000 转、4℃离心 10min，弃沉淀，上清中继续加固体（NH_4）$_2SO_4$ 至 80% 饱和度，4℃静置过夜，每分钟 10 000 转、4℃离心 20min，弃上清，收集沉淀。

2. 沉淀用 1ml 0.1mol/L 磷酸盐缓冲液（pH7.0）充分溶解，每分钟 10 000 转、4℃离心 1min，上清上样到 Sephadex G-100 层析柱（1.0cm × 50cm），用 0.1mol/L 磷酸盐缓冲液（pH7.0）平衡及洗脱。流速为 0.3ml/min，每 1 毫升收集一管，共收集 25 管。

3. 从每管中取一滴洗脱液，分别滴在白瓷板上，然后向其中加入一滴 1% 淀粉溶液（含 0.3% 氯化钠），37℃反应 5min 后，再加入一滴稀碘液，混匀后，观察颜色变化。记录使碘液不再变蓝的洗脱管，即为含有唾液淀粉酶的洗脱液，合并，即为分离纯化的唾液淀粉酶粗酶液。

4.将 1ml 唾液淀粉酶粗酶液与 3ml 的 2.5% 海藻酸钠溶液混合，搅拌均匀。使用 1ml 无菌注射器将上述混合液缓慢滴入预冷的 4% 氯化钙溶液中，形成尺寸约 3mm 的固定化酶小球，4℃静置，使用 0.1mol/L 磷酸盐缓冲液（pH7.0）将固定化酶小球洗涤 3 次，4℃冰箱中保存。

5.取一颗上述得到的唾液淀粉酶固定化小球，加入 2ml 的 1% 淀粉溶液（含 0.3% 氯化钠），混匀，37℃保温 5min，然后再加入一滴稀碘液，观察颜色变化。将小球从反应体系中取出，用蒸馏水清洗干净，继续加入 2ml 的 1% 淀粉溶液（含 0.3% 氯化钠），混匀，37℃保温 5min，然后再加入一滴稀碘液，观察颜色变化。重复 5 次上述反应过程，观察唾液淀粉酶固定化小球的催化能力减弱趋势。

（五）注意事项

由于酶容易失活，其分离纯化一般在 4℃进行。

（六）问题分析与思考

1.除了盐析和分子筛层析，还能用什么方法分离纯化唾液淀粉酶？

2.包埋法固定化酶，存在哪些缺点？可以如何改进？

七、α- 淀粉酶的抑制药筛选

（一）目的要求

1.掌握 α- 淀粉酶抑制药的筛选方法。

2.了解中药水提取物的制备方法。

3.了解酶抑制药的抑制类型。

（二）实验原理

α- 淀粉酶能够催化淀粉和其他寡糖中 α-1,4- 糖苷键的水解，在淀粉消化的初级阶段起重要作用。因此，可以通过抑制 α- 淀粉酶的活力来延缓碳水化合物的消化和吸收以控制餐后血糖的升高，从而控制 2 型糖尿病、肥胖等代谢综合征的发展。一些临床使用的药品如阿卡波糖等，通过抑制 α- 淀粉酶或 α- 葡萄糖苷酶的活性来缓解高血糖症状。

天然无副作用的 α- 淀粉酶抑制药具有潜在的应用价值。目前，天然的 α- 淀粉酶抑制药大部分从微生物、植物中获得，少数来自哺乳动物。天然存在的 α- 淀粉酶抑制药分为 3 种类型，微生物产的带一个寡生物胺单位的含氮碳水化合物；微生物产多肽；在谷类、豆类，以及其他高等植物中发现的大分子蛋白类 α- 淀粉酶抑制药。谷物是谷类植物或粮食作物的总称，主要是植物种子和

197

果实，包括大米、小麦、小米、大豆等其他杂粮，是人类饮食的主要能量来源。谷物含有丰富的淀粉、蛋白质等，有研究表明，淀粉含量越高，其蛋白类 α- 淀粉酶抑制药的含量也越高，因此，谷物是蛋白类 α- 淀粉酶抑制药的良好来源。

（三）仪器与材料

1. 实验仪器

比色管、试管、刻度吸管、移液管、秒表、吸耳球、电热恒温水浴锅、721 型分光光度计、离心机。

2. 材料与试剂

(1) 白芸豆（*Phaseolus vulgaris* Linn）。

(2) 原碘液：称取碘 11g，碘化钾 22g，先用少量蒸馏水使之完全溶解，定容至 500ml，储于棕色瓶内。

(3) 稀碘液：取原碘液 2ml，加碘化钾 20g，用蒸馏水定容至 500ml，储于棕色瓶内。

(4) 4% 可溶性淀粉：称取可溶性淀粉 4.00g，用少量蒸馏水调匀。边搅拌边加入沸水 70ml，加热煮沸至透明，冷却后定容至 100ml，此溶液现配现用。使用时，可根据情况依次稀释为 2%、1%、0.5%、0.25%、0.1% 浓度。

(5) 20mmol/L Na_2HPO_4- 柠檬酸缓冲液（pH 6.0）：称取磷酸氢二钠（$Na_2HPO_4 \cdot 12H_2O$）45.23g 和柠檬酸 8.07g，用蒸馏水溶解，定容至 1000ml，用酸度计或 pH 试纸校正 pH。

(6) 2mol/L HCl：取 36% 盐酸（即饱和浓盐酸）8.6ml 加入已加有少量蒸馏水的 50ml 容量瓶中，加水稀释至刻度，摇匀即可。

(7) 1.5%（wt）氯化钠溶液：称取 1.5g 氯化钠，用蒸馏水定容至 100ml。

(8) 唾液淀粉酶稀释溶液：漱口后收集唾液，用漏斗加少量脱脂棉过滤，滤液用 20mmol/L Na_2HPO_4- 柠檬酸缓冲液（pH6.0）稀释 50 倍，即为唾液淀粉酶稀释溶液。

（四）操作步骤

1. 白芸豆水提物的制备

白芸豆在 24℃去离子水中清洗后粉碎。称取 10g 粉碎后的白芸豆过 60 目筛，得到的白芸豆粉溶于 1L 的 1.5%（wt）的氯化钠溶液中，室温浸提 4h，然后过滤。将滤液置于 70℃水浴中加热 20min，然后按照每分钟 4000 转，离心 30min，收集上层的清液。量取上清液体积，加入 4 倍体积的无水乙醇，在 4℃下静置 1h，以每分钟 10 000 转，离心 15min，倒掉上清，收集沉淀，将沉淀溶解在 5ml 的 20mmol/L pH6.0 Na_2HPO_4– 柠檬酸缓冲液中，即为白芸豆水提物样品。

2. 白芸豆水提物对 α– 淀粉酶的抑制作用

取 4 支试管，分别编号为 1～4 号，按下表 14-6 操作。

表 14-6　试管中试剂添加设计				
管　号	1	2	3	4
白芸豆水提物 /ml	0.5	0.5	—	—
α– 淀粉酶溶液 /ml	0.5	—	0.5	—
20mmol/L Na_2HPO_4– 柠檬酸缓冲液（pH6.0）/ml	—	0.5	0.5	1.0
37℃恒温水浴锅中孵育 20min				
4% 可溶性淀粉溶液 /ml	0.5	0.5	0.5	0.5
充分混匀，反应 5min				

反应结束后，每管中立即加入 1ml 2mol/L HCl 溶液终止反应，加入 0.2ml 稀碘液显色，最后加 5ml 蒸馏水稀释，于 660nm 下测定吸光度。1～4 号管的吸光度分别定义为 A1–A4。

根据下面的公式计算 α– 淀粉酶抑制率。

$$\alpha\text{– 淀粉酶抑制率（\%）} = \left(1 - \frac{A2 - A1}{A4 - A3}\right) \times 100$$

3. 白芸豆水提物对 α– 淀粉酶的抑制类型

取 6 支试管，每支试管中分别加入白芸豆提取物 0.5ml、α– 淀粉酶溶液 0.5ml。混匀后，在 37℃恒温水浴锅中孵育 20min，然后向 6 支试管中分别加入可溶性淀粉溶液（质量分数为 0.1%、0.25%、0.5%、1.0%、2.0%、4.0%）0.5ml。混匀后，37℃恒温水浴锅中保温 5min 进行反应。反应结束后，每管中立即加入 1ml 2mol/L HCl 溶液终止反应，加入 0.2ml 稀碘液显色，最后加 5ml 蒸馏水稀释，于 660nm 下测定吸光度。按上述方法测定反应速率，以淀粉溶液质量分数倒数（1/[S]）为横坐标，反应速率倒数（1/v）为纵坐标作图，得到 Lineweaver-Burk

曲线，判断 α- 淀粉酶抑制类型。

（五）注意事项

1. 淀粉溶液应新鲜配制。

2. 可以根据实验结果适当调整白芸豆水提物的用量。

（六）问题分析与思考

如何判断一个酶的抑制药是何种类型的抑制作用？

（高　娟）

第15章 天蓝色链霉菌中骨架蛋白 Fts Z 的 eGFP 标记与定位

一、实验简介

链霉菌是一类具有广泛工业用途的革兰阳性丝状细菌，能够生产多种具有生物活性的天然产物，在医疗、保健及生物防治等领域发挥着重要作用。与大多数细菌相比，链霉菌具有更为复杂的生长发育过程：其孢子在适宜的条件下萌发形成多分枝的基质菌丝，在营养缺乏的条件下，基质菌丝离开培养基表面分化为气生菌丝，最后成熟断裂为单基因组拷贝的孢子，并在外力的作用下进行传播。这种独特的生活方式有利于其在疏松且资源不连续分布的土壤环境中生存。

链霉菌在生长发育过程中存在两种独立的细胞分裂方式，其中的一种为孢子丝上发生的孢子分裂，数十个等距的横隔在孢子丝上同时出现并收缩断裂成一串大小相等的孢子；另一种则为菌丝体分裂，它将菌丝分隔成连续但长度不等的区间，每个区间可包含多个染色体。这两种形式的细胞分裂都需要高度保守的微管蛋白样 GTP 酶 FtsZ，它能聚合成短的动态丝紧贴细胞质膜，形成所谓的 Z 环。Z 环为招募额外的细胞分裂蛋白形成多蛋白机器（分裂体）提供了时空信号，并与其他细胞过程协调肽聚糖在新生分裂隔膜处的合成。

本实验拟在天蓝色链霉菌 M145 中表达融合蛋白 FtsZ-EGFP，通过荧光显微镜观察 Z 环的形态和分布，以学习链霉菌的细胞形态及分裂方式。首先，以天蓝色链霉菌 M145 基因组为模板，PCR 扩增 *ftsZ* 的基因片段，通过无缝克隆技术连接至 C 端携带有 *egfp* 基因的表达载体 pMS-C-*egfp* 上，获得 FtsZ-EGFP 融合表达载体 pMS-*ftsZ-egfp*；将 pMS-*ftsZ-egfp* 转入 ET12567/pUZ8002 菌株中，作为供体菌与 M145 菌株进行接合转移。通过接合转移将 pMS-*ftsZ-egfp* 转入到 M145 菌株中，并利用潮霉素进行抗性筛选；最后，通过插片培养 M145/pMS-

ftsZ-egfp 菌株，将菌体置于荧光显微镜下观察链霉菌的细胞形态及 Z 环的形态和分布。实验流程图如图 15-1 所示。

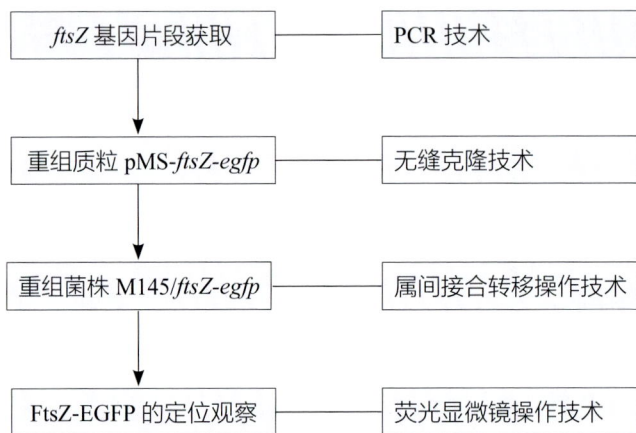

▲ 图 15-1　实验流程图

二、*ftsZ* 基因片段的克隆

（一）实验目的

1. 了解 PCR 技术的原理。

2. 掌握 PCR 体外扩增特异性片段的基本操作技术。

3. 掌握琼脂糖凝胶电泳检测 PCR 产物的原理及方法。

（二）实验原理

聚合酶链式反应（polymerase chain reaction，PCR）是一种体外 DNA 扩增技术。它能以少量的 DNA 为模板，在特定的引物介导下，以四种脱氧核糖核苷酸为底物，在 DNA 聚合酶的催化下对目标 DNA 序列进行大量扩增，其反应过程包含三个过程，即高温变性——在 95℃左右将模板 DNA 双链变性为单链；低温退火——温度比 T_m 值低 5℃左右，两条引物与模板 DNA 通过碱基互补配对结合；延伸——DNA 聚合酶在最适催化温度下以半保留的方式合成目标 DNA 分子，这三个过程循环 n 次可将原模板 DNA 分子复制 2^n 倍。

扩增结束后的 PCR 产物可通过琼脂糖凝胶电泳检测并纯化。在一定 pH 条件下，DNA 分子带电量与其质量成正比，因此在相同电场强度下其运动速度只与其受到的阻力有关。琼脂糖是一种多糖聚合物，其形成的凝胶含有均匀的孔状结构，DNA 分子在其中移动时受到的阻力与其大小相关，因此可根据分子大小对 DNA 进行分离。

本实验拟以 M145 基因组为模板，两端带有 pMS82-C-egfp 同源序列的 ftsZ 基因的特异性序列为引物，利用 PCR 对 ftsZ 基因片段进行扩增，经琼脂糖凝胶电泳检测分离后，利用 DNA 胶回收试剂盒对 ftsZ 基因片段进行纯化回收。

（三）材料与试剂

1. 生物学材料：天蓝色链霉菌 M145 基因组 DNA（100ng/μl）。

2. 耗材：无菌 EP 管，无菌移液枪头、手术刀。

3. 试剂：pfu DNA 聚合酶及缓冲液、dNTP（10m mol/L）、无菌水、正向引物 ftsZ-F、反向引物 ftsZ-R、DNA 回收试剂盒、DL5000 DNA marker、DNA 上样缓冲液、GelRed（10 000×）核酸染液、电泳缓冲液、琼脂糖、超纯水。

4. 仪器：PCR 仪、高压蒸汽灭菌锅、电泳仪、水平电泳槽、凝胶成像仪。

（四）实验步骤

1. PCR 扩增 ftsZ 基因片段

(1) 配制 PCR 反应体系：向反应体系中加入基因组 DNA 1μl、dNTP 1μl、10×PCR 缓冲液 5μl、ftsZ-F/R 1μl、DMSO 1μl，pfu DNA 聚合酶 1μl，无菌水补齐至 50μl。

(2) 设置 PCR 反应条件，将体系放置 PCR 仪中，开启反应。反应条件如下：97℃（预变性），8min；97℃（变性），30s；60℃（退火），30s；72℃（延伸），1min。变性 – 退火 – 延伸循环 30 次后；72℃（终延伸），8min。

2. 检测及回收 ftsZ 基因片段

(1) 制备琼脂糖凝胶电泳。取 1g 的琼脂糖加入 100ml 0.5×TAE 缓冲液中，摇晃均匀后加热，待琼脂糖完全溶解后冷凝至 50℃，加入 10μl 的 GelRed（10 000×），混合均匀后倒胶，待凝固后使用。

(2) 将凝胶置于电泳槽中，取 5μl PCR 产物，加入 DNA 上样缓冲液混合均匀后上样，设置电泳仪 120V，30min 检测样品。电泳结束后紫外灯下观察结果。此时，应能检测到一条 1.2kb 大小的 ftsZ 基因条带（图 15-2）。如没有目标条带，可调整 PCR 体系或条件重新扩增。

(3) 回收 ftsZ 基因条带。将所有 PCR 产物上样到琼脂糖凝胶中，120V，30min 电泳结束后，紫外灯下利用手术刀将含有 ftsZ 基因片段的凝胶切下，利用 DNA 回收试剂盒回收基因片段。

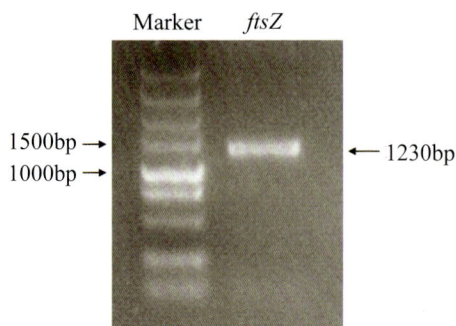

▲ 图 15-2 *ftsZ* 基因 PCR 扩增条带

（五）注意事项

1. PCR 反应的灵敏度很高，为了避免污染，需使用无菌的 EP 管及移液枪头。

2. PCR 体系中各成分加样量小，应小心吸取和加样。配制结束后，可短暂离心。

3. 引物的使用浓度一般为 0.1～1.0μmol/L，浓度过高易形成引物二聚体或会增加错配和非特异性产物，过低则影响扩增效率。

4. PCR 仪在使用时和刚结束后，仪器盖子是高温的状态，操作时避免烫伤。

5. 电泳时最好使用新的电泳缓冲液，以免影响电泳和 DNA 回收效果。

6. 电泳时应注意区分电极，切忌跑反方向。

7. 切胶时避免将 DNA 长时间暴露在紫外下，否则会对 DNA 造成损伤。

（六）问题分析与思考

1. 影响 PCR 反应结果的因素有哪些？

2. PCR 体系中引物的作用是什么？引物设计的基本原则是什么？

三、FtsZ-EGFP 融合表达载体 pMS-*ftsZ-egfp* 的构建

（一）实验目的

1. 了解 Gibson 无缝克隆技术的原理。

2. 掌握 Gibson 无缝克隆法体外构建载体的操作技术。

3. 掌握转化的原理和操作技术及利用 PCR 技术检测重组质粒的操作技术。

（二）实验原理

Gibson 无缝克隆技术是一种快速、简便的 DNA 克隆方法。该技术不需要利

用载体或片段上的酶切位点，可将 DNA 片段连接到载体的任意位置。其原理是在 DNA 片段两侧加上与线性载体两端序列同源的 15～20bp 核苷酸序列，反应体系中加入三种混合酶：T5 核酸外切酶、DNA 聚合酶、DNA 连接酶。T5 核酸外切酶切割目的 DNA 片段和载体分子单链，形成 3' 黏性末端，相同的同源臂进行互补配对后，DNA 聚合酶发挥作用填补片段的缺口，最后 DNA 连接酶将缺刻部分连接，最终将目的 DNA 片段连接到载体分子上。该技术耗时短，连接效率高，不会在片段两侧引入酶切位点，可用于 1 个或多个 DNA 片段同时插入到载体分子中。

热激法转化是质粒进入大肠杆菌的主要技术手段。大肠杆菌经 $CaCl_2$ 法处理后，细胞膜的通透性发生变化，允许外源 DNA 分子进入。外源 DNA 进入菌体内可表达相应的抗性基因。因此，可以用相应的抗生素筛选转化子。

PCR 技术可以用来检测目的基因是否插入到载体中。利用目的基因序列设计特异性引物，以待测质粒为模板，以空载质粒为对照模板，如果前者能够扩增出来与目标 DNA 大小一致的片段，而后者没有对应条带，即可认为获得了基因插入的质粒。

本实验中在 *ftsZ* 基因扩增引物中分别加入与表达载体 pMS-C-*egfp* 线性片段两侧同源的 15bp 的核苷酸，利用 Gibson 无缝克隆技术将回收的 *ftsZ* 基因片段与 pMS-C-*egfp* 线性片段连接起来，通过热激法转化进入到大肠杆菌中，抗性筛选转化子，最后利用 PCR 技术检测目的质粒是否构建成功。

（三）材料与试剂

1. 生物学材料：大肠杆菌 DH5α 感受态细胞。

2. 培养基：LB 培养基（蛋白胨 10g/L，酵母提取物 5g/L，NaCl 10g/L，ddH$_2$O 定容至 1L，pH 自然）、LA 培养基（LB 培养基中添加 1.5% 的琼脂粉）。

3. 耗材：无菌 EP 管、无菌移液枪头、涂布棒、培养皿、接种环。

4. 试剂：*ftsZ* 基因片段（0.05pmol）、pMS-C-*egfp* 线性片段（0.02pmol）、Gibson Assembly® Cloning Kit（NEB）、潮霉素（100mg/ml）、质粒提取试剂盒、Taq DNA 聚合酶、dNTP（10m mol/L）、无菌水、正向引物 ftsZ-F、反向引物 ftsZ-R、DL5000 DNA marker、DNA 上样缓冲液、GelRed（10 000×）核酸染液、电泳缓冲液、琼脂糖、超纯水。

5. 仪器：金属浴、高压蒸汽灭菌锅、超净工作台、恒温摇床、恒温培养箱、PCR 仪、电泳仪、水平电泳槽、凝胶成像仪。

（四）实验步骤

1. *ftsZ* 基因片段与 pMS-C-*egfp* 线性片段的体外连接

(1) 配制连接体系：反应体系中加入 2X Gibson 组装预混液 10μl，*ftsZ* 基因片段 2μl，pMS-C-*egfp* 线性片段 1μl，无菌水补齐 20μl。

(2) 将反应体系混合均匀后置于金属浴中，50℃反应 15min。反应结束后样品可直接进行转化。

2. 连接产物转入大肠杆菌 DH5α 菌株

(1) 从 −80℃冰箱中取出大肠杆菌 DH5α 感受态细胞，冰上放置至融化。

(2) 取 5μl 连接产物加入感受态细胞中，轻弹管壁混匀，冰上放置 20～30min。

(3) 将带有感受态细胞的 EP 管放入 42℃水浴锅中热激反应 90s，随后立即取出放到冰上 2min。

(4) 向体系中加入 800μl 的 LB 培养基（无抗），37℃条件下摇床培养 1h。

(5) 将培养物离心后，去除 600μl 上清，剩余上清重悬菌体后涂布于涂有潮霉素（50μg/ml）的 LA 平板，37℃条件下培养过夜。

3. 重组质粒的验证

(1) 待转化子长出菌落后，挑取单菌落加入 2ml LB（50μg/ml 潮霉素）培养基中，37℃条件下摇床过夜培养。

(2) 利用质粒提取试剂盒提取菌液中的质粒 DNA。

(3) 以提取的质粒 DNA 为模板、ftsZ-F/R 为引物，利用 Taq DNA 聚合酶扩增 *ftsZ* 基因片段。同时以空载体为阴性对照、M145 基因组为阳性对照。

(4) 琼脂糖凝胶电泳检测 PCR 样品，紫外灯下观察结果（结果如图 15-3 所示），确定重组质粒 pMS-*ftsZ-egfp*。

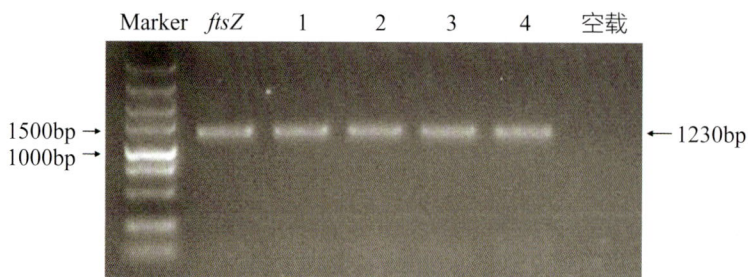

▲ 图 15-3　pMS-*ftsZ-egfp* 验证条带。1～4 为试验菌株或质粒

（五）注意事项

1. Gibson Assembly® Cloning Kit 进行 PCR 片段与载体分子进行连接时，PCR 样品可以不经过纯化直接加到反应体系中，但加入的量要控制在总体积的20%。纯化 PCR 样品则可提高连接效率。另 DNA 片段过长时，PCR 产物需纯化后进行连接反应。

2. Gibson Assembly® Cloning Kit 使用时，反应时间可根据连接的片段数量调整反应时间，一般是 15~60min，片段数量越多，反应时间相应延长。连接反应中载体与片段的摩尔比建议为 4~5：1。

3. 转化涂板的时候要均匀涂布，挑取菌落的时候一定要确保挑取单菌落，避免出现提取质粒不纯的现象发生。

（六）问题分析与思考

1. 如果利用Gibson无缝克隆技术将2个以上的DNA片段连接到载体分子上，要如何设计引物？

2. PCR 检测重组质粒时设置阳性对照和阴性对照的目的是什么？如果验证过程中发现较多质粒空载，分析可能的原因是什么？

四、M145 融合蛋白重组菌株的构建

（一）实验目的

1. 了解接合转移的原理。
2. 掌握大肠杆菌和链霉菌的接合转移操作技术。
3. 掌握利用 PCR 技术筛选阳性接合子的方法。

（二）实验原理

体外构建的基因工程载体必须转入宿主内才能发挥功能，以开展进一步的工作。因此，必须采用合适的遗传操作重组技术将构建好的 pMS-*ftsZ-egfp* 转入到天蓝色链霉菌 M145 中。一般用于细菌遗传重组的主要方式有转化、转导和接合转移，其中接合转移是链霉菌获取外源性质粒常用的方法。该方法通过性菌毛将供体菌与受体菌直接相连，从而将供体菌中质粒 DNA 转移到受体菌中，实现 DNA 的水平转移。

需要注意的是，并不是所有的质粒都可通过该方法进行转移。可转移的质粒携带有一个编码 DNA 转移酶的基因 *tra*，它能帮助质粒自主地从供体菌转移到受体菌，甚至能够带动供体菌染色体 DNA 的转移。这种被称为自主转移质粒

（如大肠杆菌的 F 质粒）。有一些质粒虽然不含有 *tra* 基因，但含有质粒转移起始位点 *oriT*，它可以在自主转移质粒的帮助下实现从供体菌向受体菌的转移，因此被称为可诱动质粒。

本实验采用的供体菌株为 ET12567/pUZ8002，其中，ET12567 为去 DNA 甲基化酶的大肠杆菌衍生菌株，它可以避免质粒 DNA 序列甲基化而干扰接合转移过程。pUZ8002 为含有 *tra* 基因的自主转移质粒，可以帮助本实验构建的可诱动质粒 pMS-*ftsZ-egfp* 从 ET12567/pUZ8002 菌株转移至天蓝色链霉菌 M145 菌株中。

（三）材料与试剂

1. 生物学材料：大肠杆菌 ET12567（pUZ8002）感受态细胞、pMS-*ftsZ-egfp* 重组质粒、天蓝色链霉菌 M145 菌株孢子。

2. 培养基：LB 培养基、LA 培养基、ISP4 培养基（Bacto）、2×YT（胰蛋白胨 20g、NaCl 10g、酵母提取物 10g、加入 ddH$_2$O 定容至 1000ml，121℃高压蒸汽灭菌 15min）。

3. 耗材：无菌 EP 管、无菌移液枪头、培养皿、涂布棒、牙签。

4. 试剂：卡那霉素 25mg/ml、萘啶酸 25mg/ml、潮霉素 100mg/ml、Taq DNA 聚合酶、dNTP（10m mol/L）、无菌水、质粒验证引物、DL5000 DNA marker、DNA 上样缓冲液、GelRed（10 000×）核酸染液、电泳缓冲液、琼脂糖、超纯水。

5. 仪器：水浴锅、高压蒸汽灭菌锅、超净工作台、恒温摇床、恒温培养箱、PCR 仪、电泳仪、水平电泳槽、凝胶成像仪。

（四）实验步骤

1. 质粒 pMS-*ftsz-egfp* 转入 ET12567/pUZ8002 菌株中构建接合转移的供体菌。

（1）用移液枪吸取 100ng 的质粒 pMS-*ftsz-egfp* 溶液，加入装有 100μl ET12567/pUZ8002 感受态细胞的 EP 管中，轻轻吸打混匀，冰水浴 30min。

（2）取出 EP 管，在 42℃热激 90s，取出在冰上放置 2～3min。随后在 EP 管加入 1ml 的 LB 培养基，并放置摇床上，每分钟 800 转，37℃培养 1h。

（3）按 3∶7 的比例分别涂布在两个 LA 平板（含有终浓度为 25μg/ml 卡那霉素和 100μg/ml 潮霉素）上，37℃培养过夜。

（4）挑取 4 个生长良好的单菌落，在 1.6ml LB 液体（含有 25μg/ml 卡那霉素和 100μg/ml 潮霉素）中培养过夜。

（5）以 1μl 菌液为模板，利用 ftsZ-F/R 为引物进行 PCR 验证。琼脂糖凝胶电泳分析 PCR 结果，大小正确且条带清晰明亮的样品即为正确的 ET12567/

pUZ8002/pMS-*ftsz-egfp* 菌株。

2. 通过接合转移将质粒 pMS-*ftsz-egfp* 转入天蓝色链霉菌 M145 菌株中。

(1) 将过夜培养的 ET12567/pUZ8002/pMS-*ftsz-egfp* 按 10% 的接种量接种至新鲜的 LB 培养基（含有 25μg/ml 卡那霉素和 100μg/ml 潮霉素）中，37℃、每分钟 800 转，培养 4～6h，待菌液 OD$_{600}$ 达到 0.6 左右。

(2) 每分钟 6000 转，离心 1min 收集菌体，并用 1ml 的 2×YT 清洗 2 次后弃上清收集沉淀。

(3) 吸取含有 10^8 个 M145 孢子的孢子液，离心后收集沉淀。用 2×YT 清洗沉淀 2 次后弃上清。

(4) 500μl 2×YT 重悬孢子后置于 50℃热激 10min，待自然冷却后将其与 ET12567/pUZ8002/pMS-*ftsz-egfp* 菌体沉淀混合，并均匀地涂布在 ISP4 平板上，晾干后放置 30℃培养箱中生长 14～16h。

(5) 在 1ml 无菌水中各加入 30μl 的 25mg/ml 萘啶酸和 50mg/ml 潮霉素，混合均匀后覆盖在培养平板上，晾干，继续放置在 30℃培养箱生长 7 天左右，可看到零星的链霉菌菌落生长。

3. PCR 验证 M145/pMS-*ftsz-egfp* 菌株。

(1) 将接合转移平板上生长良好的链霉菌菌落用牙签挑出（可挑选 6～8 个）并接种在涂有 100μg/ml 潮霉素的 ISP4 平板上，30℃培养 24h。

(2) 待长出菌落后，用牙签挑取少量的菌丝体为模板，利用质粒验证引物（根据 pMS-*ftsZ-egfp* 质粒上序列设计引物，其中包含一部分载体序列，以及一部分 *ftsZ* 序列）进行 PCR 验证，并以不含 pMS-*ftsz-egfp* 的 M145 基因组为模板（阴性对照样品）。

(3) 琼脂糖凝胶电泳分析 PCR 结果，大小符合且条带清晰明亮的样品即为正确的 M145/pMS-*ftsz-egfp* 菌株。

(4) 将平板上的菌落继续培养 7 天左右，待菌落表面呈深灰色时，可收集孢子（20% 甘油）保存。

（五）注意事项

1. 由于大肠杆菌对潮霉素有一定的本底抗性，在用潮霉素筛选 ET12567/pUZ8002/pMS-*ftsz-egfp* 时可适当增加潮霉素的浓度，或将潮霉素均匀涂于 LA 平板表面，以提高其表面浓度。

2. 由于将 pMS-*ftsz-egfp* 转入 M145 菌株时接合转移效率较高，因此涂布的时候可按 3：7 涂布在两个 ISP4 平板上。如果接合转移上未长菌落，需检查 M145 孢子的活性，同时可在 ISP4 培养基中加入 10n mol/L 的 $MgCl_2$ 或 $MgSO_4$，以提高接合转移效率。

3. 实验所用的耗材均需灭菌处理，全程保持无菌操作。

（六）问题分析与思考

1. 为什么质粒转化入链霉菌 M145 中需要 ET12567/pUZ8002 作辅助？

2. 接合转移中向平板中覆盖的两种抗生素（萘啶酸和潮霉素）的作用分别是什么？是否可以用其他抗生素替代？

五、荧光显微镜观察 FtsZ-EGFP 的定位

（一）实验目的

1. 学习荧光蛋白的发光原理。

2. 掌握荧光显微镜的基本操作，观察链霉菌的细胞形态及细胞分裂 Z 环的形态和分布。

（二）实验原理

自然界中的部分生物能够发出绚丽的荧光，荧光蛋白就是一类在这些生物中发现的能够发光的蛋白，它们能在特定的激发光照射下发出可见光。最早发现的绿色荧光蛋白是从维多利亚多管水母（*Aequorea victoria*）中分离得到的，由于其分子量较小（只含有 238 个氨基酸残基）、激发简单（在有氧气的情况下就可以被 488nm 激发光激发出稳定的绿光），因此在生物学领域经常将其与目标蛋白融合表达，通过观察荧光蛋白 EGFP 的定位和移动轨迹对目标分子进行示踪标记，以研究其功能。

（三）材料与试剂

1. 生物学材料：M145/pMS-*ftsz-egfp* 孢子悬液。

2. 培养基：BSCA 培养基（麦芽提取物 0.75%、酵母提取物 0.3%、一水葡萄糖 0.4%、琼脂粉 %、pH 8）。

3. 耗材：平板、盖玻片、载玻片、镊子、移液枪、涂布棒。

4. 试剂：透明指甲油，20% 甘油。

5. 仪器：超净工作台、倒置荧光显微镜。

（四）实验步骤

1. 链霉菌的培养及插片

将含有约 10^5 个 M145/*ftsZ-egfp* 的孢子悬液均匀地涂布在 BSCA 固体培养基

表面，并将盖玻片按 45° 斜插入平板中，避光放置 30℃培养 72h。

2. 制样封片

取一干净载玻片，在其中央滴 10μl 的 20% 甘油。取一斜插在 M145/*ftsZ-egfp* 培养平板中的盖玻片，平铺在甘油液滴上，用镊子垂直压实除气泡，注意不可左右滑动。然后用透明指甲油在盖玻片与载玻片的交接处浅涂一层，并放置 2min 左右进行干燥封片。

3. 显微观察

将样片盖玻片一面朝下，放置在显微镜载物台上，使用 10 倍物镜，可见光下查找视野，然后将物镜倍数按，20 倍、40 倍、100 倍调节，上下左右微调载物台，使要观察的区域清晰地呈现在视野中，观察链霉菌的形态（结果如图）。关闭可见光，使用 488nm 的激发光，通过调节光源强度和曝光时间使视野中能看到清晰的绿光，观察绿色光点的形状及分布，并拍照留存（结果如图 15-4 所示）。

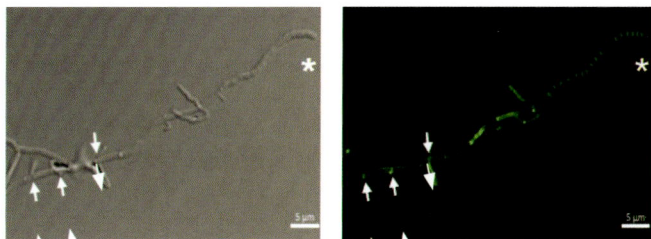

▲ 图 15-4 荧光显微观察 FtsZ-EGFP 荧光及分布
星号处表示孢子分裂，箭头处为菌丝体分裂

（五）注意事项

1. 孢子接种量要适中，刚刚长满平板即可。太稀可能插片处未长菌丝，太密可能导致菌丝体堆积，无法观察到单根菌丝。

2. 接种及插片所用的耗材要灭菌处理。

3. 由于盖玻片斜插入培养平板时两面都会长有菌丝体，一般选用朝上的一面观察，即将该面与在薄面贴合，另外一面可小心擦拭干净，防止其干扰找视野。

4. 使用倒置荧光显微镜时要仔细遵循该显微镜的使用注意事项，并按要求操作。

（六）问题分析与思考

1. 请根据观察结果详细叙述链霉菌的生长形态及细胞分裂标志蛋白 FtsZ 的形态和分布，并思考其是如何指导细胞分裂的？

2. 观察荧光时，如果时间过长会发现绿色荧光会慢慢变弱直至消失，试分析其原因。

（刘　萌）